U0273803

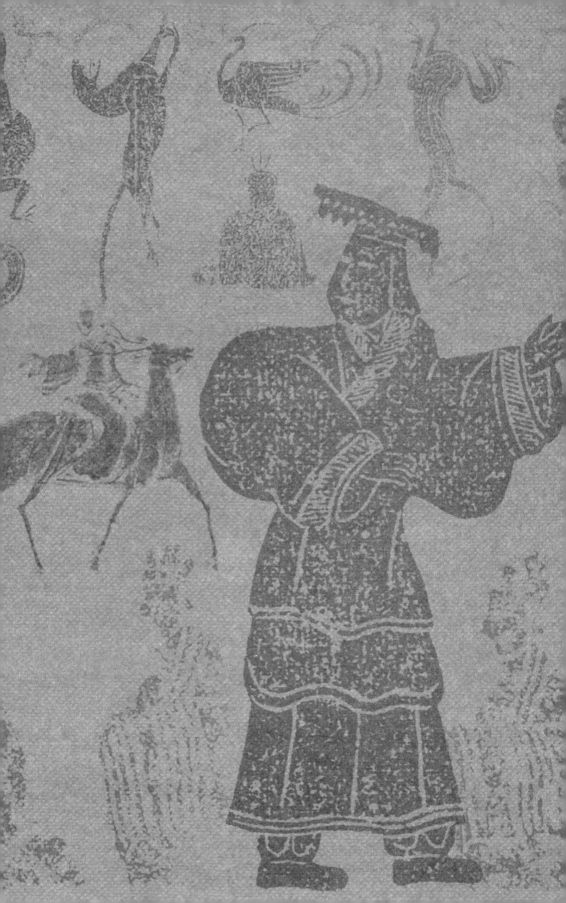

中国古医籍整理丛书

女科撮要

明·薛己 撰

吴小明 王 勇 魏宝荣 胡正钢 俞欣玮 校注

中国中医药出版社

·北 京·

图书在版编目（CIP）数据

女科撮要／（明）薛己撰；吴小明等校注．—北京：中国中医药出版社，2015.12

（中国古医籍整理丛书）

ISBN 978 - 7 - 5132 - 2958 - 6

Ⅰ.①女… Ⅱ.①薛…②吴… Ⅲ.①中医妇产科学 - 中国 - 明代 Ⅳ.①R271

中国版本图书馆 CIP 数据核字（2015）第 284091 号

中 国 中 医 药 出 版 社 出 版
北京市朝阳区北三环东路 28 号易亨大厦 16 层
邮政编码　100013
传真　010 64405750
三河鑫金马印装有限公司印刷
各地新华书店经销

*

开本 710×1000　1/16　印张 8.25　字数 46 千字
2015 年 12 月第 1 版　2015 年 12 月第 1 次印刷
书　号　ISBN 978 - 7 - 5132 - 2958 - 6

*

定价　25.00 元
网址　www.cptcm.com

国家中医药管理局
中医药古籍保护与利用能力建设项目
组织工作委员会

主　任　委　员　王国强

副　主　任　委　员　王志勇　李大宁

执行主任委员　曹洪欣　苏钢强　王国辰　欧阳兵

执行副主任委员　李　昱　武　东　李秀明　张成博

委　　　　员

各省市项目组分管领导和主要专家

（山东省）武继彪　欧阳兵　张成博　贾青顺

（江苏省）吴勉华　周仲瑛　段金廒　胡　烈

（上海市）张怀琼　季　光　严世芸　段逸山

（福建省）阮诗玮　陈立典　李灿东　纪立金

（浙江省）徐伟伟　范永升　柴可群　盛增秀

（陕西省）黄立勋　呼　燕　魏少阳　苏荣彪

（河南省）夏祖昌　刘文第　韩新峰　许敬生

（辽宁省）杨关林　康廷国　石　岩　李德新

（四川省）杨殿兴　梁繁荣　余曙光　张　毅

各项目组负责人

王振国（山东省）　王旭东（江苏省）　张如青（上海市）

李灿东（福建省）　陈勇毅（浙江省）　焦振廉（陕西省）

蔡永敏（河南省）　鞠宝兆（辽宁省）　和中浚（四川省）

项目专家组

顾　问　马继兴　张灿玾　李经纬

组　长　余瀛鳌

成　员　李致忠　钱超尘　段逸山　严世芸　鲁兆麟
　　　　郑金生　林端宜　欧阳兵　高文柱　柳长华
　　　　王振国　王旭东　崔　蒙　严季澜　黄龙祥
　　　　陈勇毅　张志清

项目办公室（组织工作委员会办公室）

主　任　王振国　王思成

副主任　王振宇　刘群峰　陈榕虎　杨振宁　朱毓梅
　　　　刘更生　华中健

成　员　陈丽娜　邱　岳　王　庆　王　鹏　王春燕
　　　　郭瑞华　宋咏梅　周　扬　范　磊　张永泰
　　　　罗海鹰　王　爽　王　捷　贺晓路　熊智波

秘　书　张丰聪

前 言

中医药古籍是传承中华优秀文化的重要载体，也是中医学传承数千年的知识宝库，凝聚着中华民族特有的精神价值、思维方法、生命理论和医疗经验，不仅对于传承中医学术具有重要的历史价值，更是现代中医药科技创新和学术进步的源头和根基。保护和利用好中医药古籍，是弘扬中国优秀传统文化、传承中医学术的必由之路，事关中医药事业发展全局。

1949 年以来，在政府的大力支持和推动下，开展了系统的中医药古籍整理研究。1958 年，国务院科学规划委员会古籍整理出版规划小组在北京成立，负责指导全国的古籍整理出版工作。1982 年，国务院古籍整理出版规划小组召开全国古籍整理出版规划会议，制定了《古籍整理出版规划（1982—1990）》，卫生部先后下达了两批 200 余种中医古籍整理任务，掀起了中医古籍整理研究的新高潮，对中医文化与学术的弘扬、传承和发展，发挥了极其重要的作用，产生了不可估量的深远影响。

2007 年《国务院办公厅关于进一步加强古籍保护工作的意见》明确提出进一步加强古籍整理、出版和研究利用，以及

"保护为主、抢救第一、合理利用、加强管理"的方针。2009年《国务院关于扶持和促进中医药事业发展的若干意见》指出，要"开展中医药古籍普查登记，建立综合信息数据库和珍贵古籍名录，加强整理、出版、研究和利用"。《中医药创新发展规划纲要（2006—2020）》强调继承与创新并重，推动中医药传承与创新发展。

2003～2010年，国家财政多次立项支持中国中医科学院开展针对性中医药古籍抢救保护工作，在中国中医科学院图书馆设立全国唯一的行业古籍保护中心，影印抢救濒危珍本、孤本中医古籍1640余种；整理发布《中国中医古籍总目》；遴选351种孤本收入《中医古籍孤本大全》影印出版；开展了海外中医古籍目录调研和孤本回归工作，收集了11个国家和2个地区137个图书馆的240余种书目，基本摸清流失海外的中医古籍现状，确定国内失传的中医药古籍共有220种，复制出版海外所藏中医药古籍133种。2010年，国家财政部、国家中医药管理局设立"中医药古籍保护与利用能力建设项目"，资助整理400余种中医药古籍，并着眼于加强中医药古籍保护和研究机构建设，培养中医古籍整理研究的后备人才，全面提高中医药古籍保护与利用能力。

在此，国家中医药管理局成立了中医药古籍保护和利用专家组和项目办公室，专家组负责项目指导、咨询、质量把关，项目办公室负责实施过程的统筹协调。专家组成员对古籍整理研究具有丰富的经验，有的专家从事古籍整理研究长达70余年，深知中医药古籍整理研究的重要性、艰巨性与复杂性，履行职责认真务实。专家组从书目确定、版本选择、点校、注释等各方面，为项目实施提供了强有力的专业指导。老一辈专家的学术水平和智慧，是项目成功的重要保证。项目承担单位山东中医药大学、南京中医药大学、上海中医药大学、福建中医药大学、浙江省中医药研究院、陕西省中医药研究院、河南省中医药研究院、辽宁中医药大学、成都中医药大学及所在省市中医药管理部门精心组织，充分发挥区域间互补协作的优势，并得到承担项目出版工作的中国中医药出版社大力配合，全面推进中医药古籍保护与利用网络体系的构建和人才队伍建设，使一批有志于中医学术传承与古籍整理工作的人才凝聚在一起，研究队伍日益壮大，研究水平不断提高。

　　本着"抢救、保护、发掘、利用"的理念，该项目重点选择近60年未曾出版的重要古医籍，综合考虑所选古籍的保护价值、学术价值和实用价值。400余种中医药古籍涵盖了医经、基础理论、诊法、伤寒金匮、温病、本草、方书、内科、外科、女科、儿科、伤科、眼科、咽喉口齿、针灸推拿、养生、医案医话医论、医史、临证综合等门类，跨越唐、宋、金元、明以迄清末。全部古籍均按照项目办公室组织完成的行业标准《中医古籍整理规范》及《中医药古籍整理细则》进行整理校注，绝大多数中医药古籍是第一次校注出版，一批孤本、稿本、抄本更是首次整理面世。对一些重要学术问题的研究成果，则集中收录于各书的"校注说明"或"校注后记"中。

　　"既出书又出人"是本项目追求的目标。近年来，中医药古籍整理工作形势严峻，老一辈逐渐退出，新一代普遍存在整理研究古籍的经验不足、专业思想不坚定等问题，使中医古籍整理面临人才流失严重、青黄不接的局面。通过本项目实施，搭建平台，完善机制，培养队伍，提升能力，经过近5年的建设，锻炼了一批优秀人才，老中青三代齐聚一堂，有效地稳定了研究队伍，为中医药古籍整理工作的开展和中医文化与学术的传承提供必备的知识和人才储备。

本项目的实施与《中国古医籍整理丛书》的出版，对于加强中医药古籍文献研究队伍建设、建立古籍研究平台，提高古籍整理水平均具有积极的推动作用，对弘扬我国优秀传统文化，推进中医药继承创新，进一步发挥中医药服务民众的养生保健与防病治病作用将产生深远影响。

第九届、第十届全国人大常委会副委员长许嘉璐先生，国家卫生计生委副主任、国家中医药管理局局长、中华中医药学会会长王国强先生，我国著名医史文献专家、中国中医科学院马继兴先生在百忙之中为丛书作序，我们深表敬意和感谢。

由于参与校注整理工作的人员较多，水平不一，诸多方面尚未臻完善，希望专家、读者不吝赐教。

国家中医药管理局中医药古籍保护与利用能力建设项目办公室

二〇一四年十二月

许 序

"中医"之名立，迄今不逾百年，所以冠以"中"字者，以别于"洋"与"西"也。慎思之，明辨之，斯名之出，无奈耳，或亦时人不甘泯没而特标其犹在之举也。

前此，祖传医术（今世方称为"学"）绵延数千载，救民无数；华夏屡遭时疫，皆仰之以度困厄。中华民族之未如印第安遭染殖民者所携疾病而族灭者，中医之功也。

医兴则国兴，国强则医强。百年运衰，岂但国土肢解，五千年文明亦不得全，非遭泯灭，即蒙冤扭曲。西方医学以其捷便速效，始则为传教之利器，继则以"科学"之冕畅行于中华。中医虽为内外所夹击，斥之为蒙昧，为伪医，然四亿同胞衣食不保，得获西医之益者甚寡，中医犹为人民之所赖。虽然，中国医学日益陵替，乃不可免，势使之然也。呜呼！覆巢之下安有完卵？

嗣后，国家新生，中医旋即得以重振，与西医并举，探寻结合之路。今也，中华诸多文化，自民俗、礼仪、工艺、戏曲、历史、文学，以至伦理、信仰，皆渐复起，中国医学之兴乃属必然。

迄今中医犹为国家医疗系统之辅，城市尤甚。何哉？盖一则西医赖声、光、电技术而于20世纪发展极速，中医则难见其进。二则国人惊羡西医之"立竿见影"，遂以为其事事胜于中医。然西医已自觉将入绝境：其若干医法正负效应相若，甚或负远逾于正；研究医理者，渐知人乃一整体，心、身非如中世纪所认定为二对立物，且人体亦非宇宙之中心，仅为其一小单位，与宇宙万象万物息息相关。认识至此，其已向中国医学之理念"靠拢"矣，虽彼未必知中国医学何如也。唯其不知中国医理何如，纯由其实践而有所悟，益以证中国之认识人体不为伪，亦不为玄虚。然国人知此趋向者，几人？

国医欲再现宋明清高峰，成国中主流医学，则一须继承，一须创新。继承则必深研原典，激清汰浊，复吸纳西医及我藏、蒙、维、回、苗、彝诸民族医术之精华；创新之道，在于今之科技，既用其器，亦参照其道，反思己之医理，审问之，笃行之，深化之，普及之，于普及中认知人体及环境古今之异，以建成当代国医理论。欲达于斯境，或需百年欤？予恐西医既已醒悟，若加力吸收中医精粹，促中医西医深度结合，形成21世纪之新医学，届时"制高点"将在何方？国人于此转折之机，能不忧虑而奋力乎？

予所谓深研之原典，非指一二习见之书、千古权威之作；就医界整体言之，所传所承自应为医籍之全部。盖后世名医所著，乃其秉诸前人所述，总结终生行医用药经验所得，自当已成今世、后世之要籍。

盛世修典，信然。盖典籍得修，方可言传言承。虽前此50余载已启医籍整理、出版之役，惜旋即中辍。阅20载再兴整理、出版之潮，世所罕见之要籍千余部陆续问世，洋洋大观。

今复有"中医药古籍保护与利用能力建设"之工程，集九省市专家，历经五载，董理出版自唐迄清医籍，都400余种，凡中医之基础医理、伤寒、温病及各科诊治、医案医话、推拿本草，俱涵盖之。

噫！璐既知此，能不胜其悦乎？汇集刻印医籍，自古有之，然孰与今世之盛且精也！自今而后，中国医家及患者，得览斯典，当于前人益敬而畏之矣。中华民族之屡经灾难而益蕃，乃至未来之永续，端赖之也，自今以往岂可不后出转精乎？典籍既蜂出矣，余则有望于来者。

谨序。

第九届、十届全国人大常委会副委员长

许嘉璐

二〇一四年冬

王 序

中医学是中华民族在长期生产生活实践中，在与疾病作斗争中逐步形成并不断丰富发展的医学科学，是中国古代科学的瑰宝，为中华民族的繁衍昌盛作出了巨大贡献，对世界文明进步产生了积极影响。时至今日，中医学作为我国医学的特色和重要医药卫生资源，与西医学相互补充、相互促进、协调发展，共同担负着维护和促进人民健康的任务，已成为我国医药卫生事业的重要特征和显著优势。

中医药古籍在存世的中华古籍中占有相当重要的比重，不仅是中医学术传承数千年最为重要的知识载体，也是中医为中华民族繁衍昌盛发挥重要作用的历史见证。中医药典籍不仅承载着中医的学术经验，而且蕴含着中华民族优秀的思想文化，凝聚着中华民族的聪明智慧，是祖先留给我们的宝贵物质财富和精神财富。加强对中医药古籍的保护与利用，既是中医学发展的需要，也是传承中华文化的迫切要求，更是历史赋予我们的责任。

2010 年，国家中医药管理局启动了中医药古籍保护与利用能力建设项目。这既是传承中医药的重要工程，也是弘扬优秀民族文化的重要举措，不仅能够全面推进中医药的有效继承和创新发展，为维护人民健康做出贡献，也能够彰显中华民族的璀璨文化，为实现中华民族伟大复兴的中国梦作出贡献。

相信这项工作一定能造福当今，嘉惠后世，福泽绵长。

国家卫生与计划生育委员会副主任

国家中医药管理局局长

中华中医药学会会长

王国强

二〇一四年十二月

马 序

新中国成立以来，党和国家高度重视中医药事业发展，重视古籍的保护、整理和研究工作。自 1958 年始，国务院先后成立了三届古籍整理出版规划小组，分别由齐燕铭、李一氓、匡亚明担任组长，主持制订了《整理和出版古籍十年规划（1962—1972）》《古籍整理出版规划（1982—1990）》《中国古籍整理出版十年规划和"八五"计划（1991—2000）》等，而第三次规划中医药古籍整理即纳入其中。1982 年 9 月，卫生部下发《1982—1990 年中医古籍整理出版规划》，1983 年 1 月，中医古籍整理出版办公室正式成立，保证了中医古籍整理出版规划的实施。2002 年 2 月，《国家古籍整理出版"十五"（2001—2005）重点规划》经新闻出版署和全国古籍整理出版规划领导小组批准，颁布实施。其后，又陆续制定了国家古籍整理出版"十一五"和"十二五"重点规划。国家财政多次立项支持中国中医科学院开展针对性中医药古籍抢救保护工作，文化部在中国中医科学院图书馆专门设立全国唯一的行业古籍保护中心，国家先后投入中医药古籍保护专项经费超过 3000 万元，影印抢救濒危珍、善、孤本中医古籍 1640 余种，开展了海外中医古籍目录调研和孤本回归工作。2010 年，国家财政部、国家中医药管理局安排国家公共卫生专项资金，设立了"中医药古籍保护与利用能力建设项目"，这是继 1982 ~ 1986 年第一批、第二批重要中医药古籍整理之后的又一次大规模古籍整理工程，重点整理新中国成立后未曾出版的重要古籍，目标是形成并普及规范的通行本、传世本。

为保证项目的顺利实施，项目组特别成立了专家组，承担咨询和技术指导，以及古籍出版之前的审定工作。专家组中的许多成员虽逾古稀之年，但老骥伏枥，孜孜不倦，不仅对项目进行宏观指导和质量把关，更重要的是通过古籍整理，以老带新，言传身教，培养一批中医药古籍整理研究的后备人才，促进了中医药古籍保护和研究机构建设，全面提升了我国中医药古籍保护与利用能力。

作为项目组顾问之一，我深感中医药古籍保护、抢救与整理工作的重要性和紧迫性，也深知传承中医药古籍整理经验任重而道远。令人欣慰的是，在项目实施过程中，我看到了老中青三代的紧密衔接，看到了大家的坚持和努力，看到了年轻一代的成长。相信中医药古籍整理工作的将来会越来越好，中医药学的发展会越来越好。

欣喜之余，以是为序。

中国中医科学院研究员

马继兴

二〇一四年十二月

校注说明

薛己，明代医学家，自幼继承家训，精研医术，兼通内、外、妇、儿各科，各著一时。正德元年（1506）补为太医院院士，九年提为御医，十四年授南京太医院院判，嘉靖九年以奉政大夫南京太医院院使致仕归里。薛己于内、外、妇、儿、口齿、骨伤诸科，无不擅长，在学术上能旁通诸家，博学多才。

《女科撮要》为薛己著作之一种。现存最早的刻本为收录该书的明嘉靖二十七年戊申（1548）《家居医录》初刻本，此后有明嘉靖三十年辛亥（1551）刻本及此刻版清修补重印本，还有收录该书的《薛氏医案二十四种》《薛氏医案十六种》《十竹斋袖珍本医书十三种》及《四库全书》等不同版本。

本次校注，以《家居医录》明嘉靖二十七年戊申（1548）初刻本为底本，《薛氏医案十六种》明崇祯元年戊辰（1628）三径草堂朱明刻本（简称"崇祯本"）为主校本，《家居医录》明嘉靖三十年辛亥（1551）刻本（嘉靖本）、《薛氏医案二十四种》明万历刻本及清东溪堂刻本为参校本。兹将有关事项说明如下：

1. 版式采用横排，以现代标点符号对原书进行标点。

2. 底本卷首有"家居医录""女科撮要""吴郡立斋薛己著"等字样，今一律删去。

3. 原书目录与正文有出入，据正文补列，不出注。

4. 凡原书中的繁体字、俗写字、异体字、古今字均改为简化字。对于通假字，一律保留，出校记说明。

5. 因版式变更，对原书的方位词如"右""左"，径改为

"上""下"。

6. 凡底本中的明显错讹，予以径改，出校记说明；对原书所引前人论述，特别是引用古代文献每有剪裁省略，凡不失原意者不做更改，以保持原貌。与引文有悖者，则予以校勘。

7. 底本中模糊不清、难以辨认的文字，依据校本补入，出校记说明。

8. 对冷僻费解或具有特定含义的字、词、术语等，加以注释。

女科撮要前序①

　　余闻轩岐事业邈哉邈②矣，其言说流布至今未尽泯③也。然传者或效或否，岂其书不可尽信耶？是信乎人焉耳。语曰：医不通儒，不可以言医，其以是欤！太医院使薛君立斋雅近于儒，其以医名世也固④宜。君尝以日所施活者，述其病原，详其脉候，著其方，验有所得，辄录之，积汇成帙⑤，标曰家居医录。他日呈于大司马中丞约菴翁，翁览而善之，授余以锓⑥诸梓⑦，且命申其说。余曰：嘻，是仁者之心哉！或曰：何谓也？夫医，术也，而心术观焉。世之医者，得一方辄以自秘，取一效即以自多。人病在身，而渠⑧病在心，且弗之药，是尚可以言医？薛君以名医致身，不自秘而以示人，将欲致人人于名医。中丞翁抚绥畿辅⑨，振衰剔弊，既登斯民仁寿之域，复布其医书，欲寿斯民于无穷，兹非仁者之事哉！是宜梓之，以训于世，观者毋徒执其方而求得其心焉，则是录也，其可传矣！

嘉靖戊申春正月吉剑江存所范庆书

---

① 女科撮要前序：此序原无，据清东溪堂刻本补。

② 邈（miǎo 渺）：遥远。

③ 泯：消失，丧失。

④ 固：必，一定。

⑤ 帙（zhì 治）：书的卷册。

⑥ 锓（qǐn 寝）：刻版印刷。

⑦ 梓（zǐ 籽）：梓树，此处指雕刻印书的木版。

⑧ 渠：他。

⑨ 抚绥畿辅：即指管理京城范围。

女科撮要后序

《易》曰：乾道成男，坤道成女。男女之所赋惟均，而疾则女恒多于男者，盖以阳尝散缓，阴多凝蓄，是故其气愈滞，其性愈执，为多忿，为多郁，为多所好恶，而肝脾不得其平，矧且①益之经乳胎产，变态多端，良由是尔。余尝掌太医院，及归田，凡所治疗获效，辄用手录成帙，题曰"家居医录"，而于妇人一科曰"女科撮要"焉，慎所难也。吾乡侍御两湖王公见而悦之，捐重俾登诸梓，指示四方。余谓两湖王谏议为德为民溥②矣，而于林泉犹有兹举，亦复视民如伤又可见矣。若夫余之所知则浅也，安敢与陈临江③之《良方》并驰于天下邪？同志者幸为继正之，庶乎其无负侍御之心矣。

嘉靖丙午孟春吉日前奉政大夫太医院院使薛己书

---

① 矧（shěn 沈）且：况且。
② 溥（pǔ 普）：大。
③ 陈临江：即南宋医家陈自明，著有《妇人大全良方》。

目 录

卷 上

卷 下

卷　上

经候不调

经曰：饮食入胃，游溢精气，上输于脾，脾气散精，上归于肺，通调水道，下输膀胱，水精四布，五经并行。故心脾平和，则经候如常。苟或七情内伤，六淫外侵，饮食失节，起居失宜，脾胃虚损，则月经不调矣。若先期而至者，有因脾经血燥，有因脾经郁滞，有因肝经怒火，有因血分有热，有因劳役火动；其过期而至者，有因脾经血虚，有因肝经血少，有因气虚血弱。主治之法，脾经血燥者，加味逍遥散；脾经郁滞者，归脾汤；肝经怒火者，加味小柴胡汤；血分有热者，加味四物汤；劳役火动者，补中益气汤；脾经血虚者，人参养荣汤；肝经血少者，六味地黄丸；气虚血弱者，八珍汤。盖血生于脾土，故云脾统血。凡血病当用苦甘之剂，以助其阳气而生阴血。俱属不足，大凡肝脾血燥，四物为主；肝脾血弱，补中益气为主；肝脾郁结，归脾汤为主；肝经怒火，加味逍遥为主。

治验肝经怒火风热等症附

一妇人内热作渴，饮食少思，腹内近左初如鸡卵，渐大四寸许，经水三月一至，肢体消瘦，齿颊似疮，脉洪数而虚，左关尤甚。此肝脾郁结之症。外贴阿魏膏，午前用补中益气汤，午后以加味归脾汤。两月许，肝火少退，脾土少健，仍与前汤送六味地黄丸，午后又用逍遥散送归脾丸。又月余，日用芦荟丸二服，空心以逍遥散下，日晡以归脾汤下。喜其谨疾，调理年余而愈。

一妇人腹内一块，不时上攻，或痛作声，吞酸痞闷，月经不调，小便不利，二年余矣，面色青黄相兼。余作肝脾气滞，以六君子加芎、归、柴胡、炒连、木香、吴茱各少许二剂，却与归脾汤下芦荟丸。三月余，肝脾和而诸症退，又与调中益气加茯苓、丹皮，中气健而经自调。

一妇人发热口干，月经不调，两腿无力，服祛风渗湿之剂，腿痛体倦，二膝浮肿，经事不通。余作肝脾肾三经血虚火燥症，名鹤膝风，用六味、八味二丸，兼服两月，形体渐健，饮食渐进，膝肿渐消，不半载而痊。前症若脾肾虚寒，腿足软痛，或足膝枯细，用八味丸。若饮食过多，腿足或臀内酸胀，或浮肿作痛，用补中益气加茯苓、半夏主之。

一妇人性沉静，勤于女工，善怒，小腹内结一块，或作痛，或痞闷，月经不调，恪①服伐肝之剂，内热寒热，胸膈不利，饮食不甘，形体日瘦，牙龈蚀烂。此脾土不能生肺金，肺金不能生肾水，肾水不能生肝木。当滋化源，用补中益气、六味地黄，至仲春而愈。

---

① 恪（kè 克）：恭敬，谨慎。

松江太守何恭人，性善怒，腹聚一块，年余，形体骨立，倏①热往来，腭蚀透腮。或泥春旺木克土，仍行伐肝。时季冬，肝脉洪数，按之弦紧，余脉微弱。余曰：洪数弦紧，肝经真气虚而邪气实也，自保不及，何能克土？况面色青中隐白，乃肾水不足，肝木亏损，肺金克制，惟虑至春木不能发生耳。勉用壮脾、胃滋肾水之剂，肝脉悉退。后大怒，耳内出血，肝脉仍大，按之如无，烦躁作渴，此无根之火，以前药加肉桂二剂，肝脉仍敛，热渴顿退。复因大怒，以致饮食不进，果卒于季冬辛巳日。此木衰弱而金刑克，信夫！

一妇人经候过期，发热倦怠，或用四物、黄连之类，反两月一度，且少而成块，又用峻药通之，两目如帛所蔽。余曰：脾为诸阴之首，目为血脉之宗，此脾伤五脏，皆为失所，不能归于目矣。遂用补中益气、济生归脾二汤，专主脾胃，年余寻愈。

一妇人两眉棱痛，后及太阳，面青喜怒，余作胆经风热，用选奇汤合逍遥散，加山栀、天麻、黄芪、半夏、黄芩而愈。此症失治，多致伤目，或两耳出脓，则危矣。

一妇人耳鸣内热，经行不调，肢体倦怠，饮食无味。余以为肝脾虚热，用四君加柴胡、山栀、丹皮、甘草而愈。

一妇人素勤苦，冬初患咳嗽发热，久而吐血盗汗，经

---

① 倏（shū 书）：忽然。

水两三月一至，遍身作痛。或用化痰降火，口噤筋挛，谓余曰何也，余曰：此血虚而药益损耳。遂用加减八味丸及补中益气加麦门、五味、山药治之，年余而痊。

一妇人耳内或耳后项侧作痛，寒热口苦，月经不调。余以为肝火气滞而血凝，用小柴胡加山栀、川芎、丹皮治之，诸症悉退。

一妇人年四十，素性急。先因饮食难化，月经不调，服理气化痰药，反肚腹膨胀，大便泄泻；又加乌药、蓬术，肚腹肿胀，小便不利；加猪苓、泽泻，痰喘气急，手足厥冷，头面肢体肿胀，指按成窟。脉沉细，右寸为甚。余曰：此脾肺之气虚寒，不能通调水道、下输膀胱，渗泄之令不行，生化之气不运，即东垣所云水饮留积，若土之在雨中，则为泥矣，得和风暖日，水湿去而阳化自然，万物生长。喜其脉相应，遂与金匮加减肾气丸料服之，小便即通，数剂肿胀消半，四肢渐温，自能转侧，又与六君加木香、肉桂、炮姜，治之痊愈。后不戒七情饮食，即为泄泻，仍用前药，加附子五分而安。

一妇人饮食每用碗许，稍加非大便不实，必吞酸嗳腐。或以为胃火，用二陈、黄连、枳实加，内热作呕。余曰：此末传寒中①，故嗳气吞酸，胀满痞闷。不信，仍作

---

① 末传寒中：病名，症似外感阴证。《卫生宝鉴·末传寒中病》："似外感阴证，腹胀，胃脘当心痛，四肢两胁膈咽不通，或涎唾，或清涕，或多溺，足下痛，不能任身履地，骨乏无力，喜睡，两丸多冷，阴阴作痛，或妄见鬼状，梦亡人，腰背胛眼腰脊皆痛，不渴不泻，脉盛大以涩，名曰寒中。"

火治，虚症并至，月经不止，始信。余以六君加炮姜、木香数剂，元气渐复，饮食渐进。又以补中益气加炮姜、木香、茯苓、半夏，数剂痊愈。后因饮食劳倦，兼之怒气，饮食顿少，元气顿怯，用前药更加发热，诚似实火，脉洪大，按之而虚，两尺如无。此命门火衰，用补中益气加姜、桂及八味丸，兼服两月余，诸症悉愈。此症若因中气虚弱者，用人参理中汤或六君子加木香、炮姜；不应，用左金丸或越鞠丸；虚寒者，加附子或附子理中汤，无有不愈。

一妇人素有头晕，不时而作，月经迟而少。余以为中气虚，不能上升而头晕，不能下化而经少，用补中益气汤而愈。后因劳而仆，月经如涌。此劳伤火动，用前汤加五味子一剂，服之即愈。前症虽云亡血过多，气无所附，实因脾气亏损耳。

一妇人年四十，劳则足跟热痛。余以为阴血虚极，急用圣愈汤而痊。后遍身瘙痒，误服风药，发热抽搐，肝脉洪数，此乃肝家血虚火盛而生风，以天竺、胆星为丸，用四物、麦门、五味、芩、连、炙草、山栀、柴胡煎送而愈。

一妇人两足发热，日晡益甚，小便自遗，或时不利。余以为肝热阴挺①，不能约制，午前用白术、茯苓、丹皮、

---

① 阴挺：妇女子宫下脱，甚则脱出阴户之外，或者阴道壁膨出，称为阴挺，又称阴脱、阴菌、阴痔。

泽泻各五分，干山药、山茱、麦门各一钱，熟地四钱，酒炒黑黄柏七分，知母五分，不数剂而诸症悉愈。若用分利之剂，愈损真阴，必致不起。

一妇人月事未期而至，发热自汗，服清热止汗之剂，反作渴头痛，手掉身麻。此因肝经风热，用柴胡、炒芩连、炒山栀、归、芍、生地、丹皮各一钱，参、芪、苓、术各一钱五分，川芎七分，甘草五分，二剂其汗全止，更以补中益气而愈。凡发热久者，阳气亦自病，须调补之。

一妇人经行后，劳役失调，忽然昏愦，面赤吐痰。此元气虚，火妄动，急饮童便，神思渐爽；更用参、芪各五钱，芎、归各三钱，玄参、柴胡、山栀、炙草各一钱，一剂；又用逍遥散加五味、麦门稍定。但体倦面黄，此脾土真虚之色也，又以十全大补加五味、麦门，治之而愈。若投以发散之剂，祸在反掌，慎之！

西宾钱思习子室年三十，尚无嗣，月经淋沥无期，夫妇异处者几年矣。思习欲为娶妾，以谋诸余。余曰：此郁怒伤肝，脾虚火动，而血不归经，乃肝不能藏、脾不能摄也，当清肝火、补脾气。遂与加味归脾、逍遥二药四剂，送至其家，仍告其姑曰：服此病自愈，而当受胎，妾可无娶也。果病愈，次年生子。

一妇人多怒，经行或数日，或半月即止，三年后淋沥无期，肌体倦瘦，口干内热，盗汗如洗，日晡热甚，余用参、芪、归、术、茯神、远志、枣仁、麦门、五味、丹皮、龙眼肉、炙草、柴胡、升麻，治之获痊。此症先因怒动肝火，血热妄行，后乃脾气下陷，不能摄血归原，故用前药。若胃热亡津液而经不行，宜清胃；若心火亢甚者，宜清心；若服燥药过多者，宜养血；若病久气血衰，宜健脾胃。

一妇人年五十，内热晡热，经水两三月一来，此血虚而有热，用逍遥散加山茱，治之而愈。若兼有痰作渴，或小便不调，或头晕白带，宜用肾气丸。

一妇人气血素虚，经行不调，饮食少思，日晡热甚，用十全大补加山茱、山药、丹皮、麦门、五味而愈。次年秋，患寒热，或用清脾饮，而元气愈弱，余仍以前药而愈。

一妇人生七胎矣，月经不调，两足发热，年余而身亦热，劳则足酸痛；又年许，唇肿裂痛；又半年，唇裂见血，形体瘦倦，饮食无味，月水不通，唇下肿如黑枣，或用通经丸等药而死。

一妇人善怒，经不调，唇肿裂，服消毒药，唇胀出血，年余矣。余曰：当培养脾胃，以滋化源。不信，仍服前药及追蚀①，状如翻花瘤②而死。

一膏粱之妇，产后月经不调，唇裂内热，每焮③作，

---

① 追蚀：外治法之一，即直接将腐蚀药撒于患处，腐蚀疮疡恶肉。
② 翻花瘤：中医外科病名，又名翻花疮。指生疮溃后，恶肉由疮口生出，渐渐翻散如花状者。
③ 焮（xìn信）：发热红肿。

服寒凉之剂，后不时出水，余用加味清胃散而愈。后值春令，兼怒，唇口肿胀，寒热作呕，痰甚少食，用小柴胡加山栀、茯苓、桔梗，诸症顿愈，但内热仍作，乃以加味逍遥散调理而安。

一妇人性善怒，产后唇肿内热，用清热败毒，唇口肿胀，日晡热甚，月水不调；用降火化痰，食少作呕，大便不实，唇出血水；用理气消导，胸膈痞满，头目不清，唇肿经闭；用清胃行血，肢体倦怠，发热烦躁，涎水涌出，欲用通经之剂。余曰：病本七情，肝脾亏损，数行攻伐，元气益虚故耳，法当补阴益阳。遂以加味归脾汤、加味逍遥散、补中益气汤，如法调治，元气渐复，唇疮亦愈。后因怒，寒热耳痛，胸膈胀闷，唇燃肿甚，此是怒动肝火而血伤，遂用四物合小柴胡加山栀顿愈。后又怒，胁乳作胀，肚腹作痛，呕吐酸涎，饮食不入，小水不利，此是怒动肝木克脾土，乃用补脾气、养脾血而愈。又因劳役怒气，饮食失时，发热喘渴，体倦不食，去血如崩，唇肿炽甚，此是肝经有火，脾经气虚，遂用补中益气加炒黑山栀、芍药、丹皮而愈。此症每见，但治其疮，不固其本，而死者多矣。

经漏不止

经云：阴虚阳搏，谓之崩。又云：阳络伤血外溢，阴络伤血内溢。又云：脾统血，肝藏血。其为患因脾胃虚损，不能摄血归原；或因肝经有火，血得热而下行；或因肝经有风，血得风而妄行；或因怒动肝火，血热而沸腾；或因脾经郁结，血伤而不归经；或因悲哀太过，胞络伤而下崩。治疗之法，脾胃虚弱者，六君子汤加当归、川芎、柴胡；脾胃虚陷者，补中益气汤加酒炒芍药、山栀；肝经血热者，四物汤加柴胡、山栀、苓、术；肝经怒火者，小柴胡汤加山栀、芍药、丹皮；脾经郁火者，归脾汤加山栀、柴胡、丹皮；哀伤胞络者，四君子汤加柴胡、升麻、山栀。故东垣、丹溪诸先生云：凡下血症，须用四君子以收功。斯言厥有旨哉！若大吐血后，毋以脉诊，当急用独参汤救之。其发热潮热、咳嗽脉数，乃是元气虚弱，假热之脉也，尤当用人参之类。此等症候，无不由脾胃先损而患，故脉洪大，察其中有胃气，受补可救。设用寒凉之药，复伤脾胃生气，使血反不归原也。

治验吐血等症附

一妇人年将七十，素有肝脾之症，每作则饮食不进，或胸膈不利，或中脘作痛，或大便作泻，或小便不利，余用逍遥散加山栀、茯神、远志、木香而愈。后忧女婿居，不时吐紫血，每作先倦怠烦热，以前药加炒黑黄连三分，吴茱二分，顿愈。复因怒，吐赤血甚多，躁渴垂死，此血脱也，法当补气，乃用人参一两，苓、术、当归各三钱，陈皮、炮黑干姜各二钱，炙草、木香各一钱，一剂顿止。信药有回生之功，不可委于天命也。

一妇人年六十有四，久郁怒，头痛寒热，春间乳内时痛，服流气饮之类益甚，不时有血如经行；又大惊恐，饮食不进，夜寐不宁，乳肿及两胁焮痛如炙，午后色赤。余以为肝脾郁火血燥，先以逍遥散加酒炒黑龙胆一钱、山栀一钱五分，二剂肿痛顿退，又二剂而全消，再用归脾加炒栀、贝母，诸症悉愈。

一妇人久患血崩，肢体消瘦，饮食到口，但闻腥臊，口出津液，强食少许，腹中作胀。此血枯之症，肺肝脾胃亏损之患，用八珍汤、乌贼鱼骨圆，兼服两月而经行，百余剂而康宁如旧矣。

一妇人性躁急，瘰疬后吐血发热，两胁胀痛，日晡为甚。余以为怒气伤肝，气血俱虚，遂朝用逍遥散倍加炒黑山栀、黄柏、贝母、桔梗、麦门、五味，夕以归脾汤送地黄丸，诸症并愈。

一妇人素勤苦，因丧子，饮食少思，忽吐血甚多而自止，此后每劳则吐数口，瘵症已具，形体甚倦，午前以补中益气，午后以归脾汤送地黄丸而愈。

一女子素郁结，胸满食少，吐血面赤，用地黄丸及归脾加山栀、贝母、芍药而愈。

一妇人面黄或赤，时觉腰间或脐下作痛，四肢困倦，烦热不安；其经若行，先发寒热，两胁如束，其血如崩。此脾胃亏损，元气下陷，与相火湿热所致，用补中益气加防风、芍药、炒黑黄柏，间以归脾汤，调补化源，血自归经矣。

一妇人因怒崩血，久不已，面青黄而或赤。此肝木制脾土而血虚也，用小柴胡合四物，以清肝火生肝血；又用归脾、补中二汤，以益脾气生肝血而瘥。此症若因肝经有风热，而血不宁者，用防风一味为丸，以兼症之药煎送；或肝经火动而血不宁者，用条芩炒为丸，以兼症之药煎送，无有不效。

一妇人性急，每怒非太阳、耳、项、喉、齿、胸、乳作痛，则胸满吞酸，吐泻少食，经行不止。此皆肝火之症，肝自病则外症见，土受克则内症作。若自病见，用四物加白术、茯苓、柴胡、炒栀、炒龙胆；若内症作，用四君加柴胡、芍药、神曲、吴茱、炒过黄连，诸症渐愈。惟月经不止，是血分有热，脾气尚虚，以逍遥散倍用白术、茯苓、陈皮，又以补中益气加酒炒芍药，兼服而调。

乾内钱氏，年五十岁，辛丑患崩，诸药罔效，壬寅八月，身热肢痛，头晕涕出，吐痰少食，众作火治，转炽绝粒，数日淹淹伏枕，仅存呼吸。兄方浙归诊之，谓脾胃虚寒，用八味丸料一剂，使急煎服。然胃虚久，始下咽，翌早遂索粥数匙。再剂，食倍热减痛止，兼服八味丸良愈。癸卯秋，因劳役忧怒，甲辰春夏崩复作，六月二十日，胸饱发热，脊痛，腰不可转，神气怫郁，或作内伤，或作中暑，崩水沸腾，兼以便血，烦渴引饮，粒米不进，至七月十三日，昼夜晕愦，时作时止，计无所出。仍屈兄诊之，脉洪无伦，按之微弱，此无根之火，内真寒而外假热也，以十全大补加附子一剂，晕止，食粥三四匙，崩血渐减，日服八味丸，始得痊愈。乾山妻两构危疾，命悬须臾，荷兄远救，诚解倒悬之急，处方神良，知无出此，野人怀恩，姑俟后日玉环之报①云尔。嘉靖甲辰季秋表弟方乾顿首拜书。

大化内患月事不期，崩血昏愦，发热不寐。或谓血热妄行，投以寒剂益甚；或谓胎成受伤，投以止血亦不效。乃敬延先生诊之，曰：此脾气虚弱，无以统摄故耳，法当补脾，而血自止矣。用补中益气加炮姜，不数剂而验。惟终夜少睡惊悸，另服八物汤，更不效。叩诸先生，曰：杂矣。乃与归脾汤加炮姜以补心脾，遂如初。谨叙其梗概以附医案，俾后之患者得有所取法云。嘉靖甲辰孟冬晚生归大化顿首拜书。

经闭不行

夫经水，阴血也，属冲任二脉主，上为乳汁，下为月水。其为患，有因脾虚而不能生血者，有因脾郁伤而血耗损者，有因胃火而血消烁者，有因脾胃损而血少者，有因劳伤心而血少者，有因怒伤肝而血少者，有因肾水不能生肝而血少者，有因肺气虚不能行血而闭者。治疗之法，若

---

① 玉环之报：即衔环报恩。

脾虚而不行者，调而补之；脾郁而不行者，解而补之；胃火而不行者，清而补之；脾胃损而不行者，调而补之；劳伤心血而不行者，静而补之；怒伤肝而不行者，和而补之；肺气虚而不行者，补脾胃；肾虚而不行者，补脾肺。经云：损其肺者益其气，损其心者调其荣卫，损其脾者调其饮食，适其寒温，损其肝者缓其中，损其肾者益其精。审而治之，庶无误矣。

治验

一妇人停食，饱闷发热，或用人参养胃汤，益甚；再用木香槟榔丸，泄泻吐痰，腹中成块，饮食少思；又用二陈、黄连、厚朴之类，前症益甚，腹胀不食，月经不至。余以为中气亏损，用补中益气加茯苓、半夏，三十余剂，脾胃健而诸症愈；又二十余剂，而经自行。前症若脾虚不能消化饮食者，宜用六君子汤，补而消之；虚寒者，加砂仁、木香、炮姜，温而补之；其食积成形者，以前药煎送保和丸。大抵食积痞块，症为有形，所谓邪气胜则实，真气夺则虚，惟当养正辟邪，而积自除矣。虽然，坚者削之，客者除之，胃气未虚，或可少用，若病久虚乏者，则不宜用。

一妇人饮食后，或腹胀，或吞酸，服枳术丸，吞酸益甚，饮食日少，胸膈痞满，腿内酸痛，畏见风寒；又服养胃汤一剂，腿内作痛；又二剂，腿浮肿，月经不行。余以为郁结所伤，脾虚湿热下注，侵晨①用四君、芎、归、二陈，午后以前汤送越鞠丸，饮食渐进，诸症渐愈。又用归脾、八珍二汤，兼服两月余而经行。

一妇人性沉多虑，月经不行，胸满少食，或作胀，或吞酸。余以为中气虚寒，用补中益气加砂仁、香附、煨姜二剂，胸膈和而饮食进，更以六君加芎、归、贝母、桔梗、生姜、大枣数剂，脾胃健而经自调矣。

一妇人素有胃火，服清胃散而安。后因劳役，躁渴内热，肌肉消瘦，月经不行。此胃火消烁阴血，用逍遥散加丹皮、炒栀以清胃热；用八珍汤加茯苓、远志以养脾血，而经自行矣。

一妇人久患疟，形体怯弱，内热晡热，自汗盗汗，饮食少思，月事不行，服通经丸，虚症悉具。此因虚而致疟疾，因疟而致经闭，用补中益气及六味地黄丸各百余剂，疟愈而经自行。

一妇人久患疟，疟作则经不行，形虚脉大，头痛懒食，大便泄泻，小便淋漓，口干唇裂，内热腹膨。皆元气下陷，相火合病，用补中益气汤，治之寻愈。惟不时头痛，乃加蔓荆子②而痛止，又兼用六味地黄丸而经行。

一妇人因劳耳鸣，头痛体倦，此元气不足，用补中益气加麦门、五味而痊，三年后得子。因饮食劳倦，前症益

① 侵晨：黎明，天快亮的时候。
② 子：此字底本漫漶，据崇祯本、清东溪堂刻本补。

甚，月经不行，晡热内热，自汗盗汗，用六味地黄丸、补中益气汤顿愈。前症若因血虚有火，用四物加山栀、柴胡；不应，八珍加前药。若气虚弱，用四君子。若怒，耳便聋或鸣者，实也，小柴胡加芎、归、山栀；虚用补中益气加山栀。若午前甚，作火治，用小柴胡加炒连、炒栀，气虚用补中益气；午后甚，作血虚，用四物加白术、茯苓。若阴虚火动，或兼痰甚作渴，必用地黄丸以壮水之主。经云：头痛耳鸣，九窍不利，肠胃之所生也，脾胃一虚，耳目九窍皆为之病。

一妇人胃气素弱，为哭母吐血咳嗽，发热盗汗，经水三月不行。余以为悲则伤肺，思则伤脾，遂朝服补中益气加桔梗、贝母、知母，夕用归脾汤送地黄丸而愈。

带　下

或因六淫七情，或因醉饱房劳，或因膏粱浓味，或服燥剂所致。脾胃亏损，阳气下陷，或湿痰下注，蕴积而成，故言带也。凡此皆当壮脾胃、升阳气为主，佐以各经见症之药。若属肝则青，小柴胡加山栀；或湿热壅滞，小便赤涩，龙胆泻肝汤；属心则赤，小柴胡加黄连、山栀、当归；属肺则白，补中益气加山栀；属脾则黄，六君子加山栀、柴胡，不应，归脾汤；属肾则黑，六味地黄丸。若气血俱虚，八珍汤；阳气下陷，补中益气汤；湿痰下注，前汤加茯苓、半夏、苍术、黄柏；气虚痰饮下注，四七汤送肾气丸。

治验

一妇人年逾六十，内热口干，劳则头晕，吐痰带下，或用化痰行气，前症益甚，饮食愈少，肢体或麻，恪服祛风化痰，肢体常麻，手足或冷或热，日渐消瘦。余曰：症属脾气虚弱而不能生肺，祛风之剂复损诸经也，当滋化源，遂用补中益气加茯苓、半夏、炮姜，二十余剂，脾气渐复，饮食渐加，诸症顿愈。

一孀妇腹胀胁痛，内热晡热，月经不调，肢体酸麻，不时吐痰，或用清气化痰，喉间不利，带下青黄，腹胁膨胀，用行气之剂，胸膈不利，肢体时麻。此郁怒伤损肝脾，前药益甚也。朝用归脾汤以解脾郁、生脾气，夕用加味逍遥散以生肝血、清肝火，兼服百余剂而诸症愈。

一妇人疟久，兼之带下，发后口干倦甚，余用七味白术散加麦门、五味，作大剂煎与恣饮，再发稍可，乃用补中益气加茯苓、半夏，十余剂而愈。凡截疟，余常以参、术各一两，生姜四两煨熟，煎服即止；或以大剂补中益气加煨姜，其功尤捷。

一妇人头晕唾痰，胸满气喘，得食稍缓，苦于白带，二十余年矣，诸药不应。余曰：此气虚而痰饮也，饮愈而带始愈。遂用六味地黄丸，不月而验。

一妇人耳鸣胸痞，内热口干，喉中若有一核，吞吐不利，月经不调，兼之带下。余以为肝脾郁结，用归脾汤加半夏、山栀、升麻、柴胡，间以四七汤下白丸子而愈。

一妇人吞酸胸满，食少便泄，月经不调，服法制清气化痰丸，两膝渐肿，寒热往来，带下黄白，面黄体倦。余以为脾胃虚，湿热下注，用补中益气，倍用参、术，加茯苓、半夏、炮姜而愈。若因怒，发热少食，或两腿赤肿，或指缝常湿，用六君加柴胡、升麻及补中益气。

一妇人带下，四肢无力，劳则倦怠。余曰：四肢者，土也，此属脾胃虚弱，湿痰下注。遂以补中益气、济生归脾二药，治之而愈。

一妇人年逾六十，带下黄白，因怒胸膈不利，饮食少思，服消导利气之药，反痰喘胸满，大便下血。余曰：此脾气亏损，不能摄血归原也。用补中益气加茯苓、半夏、炮姜，四剂，诸症顿愈，又用八珍加柴胡、炒栀而安。

血分水分

二症或因饮食起居失养，或因六淫七情失宜，以致脾胃亏损，不能生发统摄，气血乖违①，行失常道。若先因经水断绝，后至四肢浮肿，小便不通，血化为水，名曰血分，宜用椒仁丸治之；若先小便不利，后至身面浮肿，经水不通，水化为血，名曰水分，宜用葶苈丸治之。此属形气不足，邪淫隧道，必用此药以宣导其邪，而佐以辅补元

---

① 乖违：错乱反常。

气，庶使药力有所仗而行，则邪自不能容，而真气亦不至于复伤矣。

治验

一妇人月经不调，晡热内热，饮食少思，肌体消瘦，小便频数，服济阴丸，月经不行，四肢浮肿，小便不通。余曰：此血分也。朝用椒仁丸，夕用归脾汤，渐愈，乃以人参丸代椒仁丸两月余，将愈，专用归脾汤，五十余剂而痊。

一疠妇月经不调，小便短少，或用清热分利之剂，小便不利，三月余身面浮肿，月经不通。余曰：此水分也。遂朝用葶苈丸，夕用归脾汤，渐愈，乃用人参丸间服而愈。已上二症，作脾虚水气，用分利等药而殁者多矣，惜哉！

小便出血

妇①人小便尿血，或因膏粱炙煿，或因醉饱入房，或因饮食劳役，或因六淫七情，以致元气亏损，不能统摄归源。若因怒动肝火者，用加味逍遥散调送发灰；肝经风热者，送子芩丸；久而血虚者，用八珍送发灰；若膏粱积热者，用清胃散加槐花、甘草；房劳所伤者，用六君加柴胡、升麻；风热所伤者，用四君加防风、枳壳。凡久而亏

---

① 妇：此字底本坏脱，据崇祯本补。

损元气者，用补中益气为主；郁结伤脾者，用济生归脾为主。

治验

一妇人尿血，因怒气，寒热，或头痛，或胁胀，用加味逍遥，诸症稍愈，惟头痛，此阳气虚，用补中益气加蔓荆子而痊。后郁怒，小腹内疠痛，次日尿血，热甚，仍用前散加龙胆草并归脾汤，将愈，因饮食所伤，血仍作，彻夜不寐，心忡不宁，此脾血尚虚，用前汤而痊。

一妇人尿血，久用寒凉止血药，面色痿黄，肢体倦怠，饮食不甘，晡热作渴，三年矣，此前药复伤脾胃，元气下陷而不能摄血也。盖病久郁结伤脾，用补中益气以补元气，用归脾汤以解脾郁，使血归经，更用加味逍遥以调养肝血，不月诸症渐愈，三月而痊。

热入血室

妇人伤寒，或劳役，或怒气，发热适遇经行，以致热入血室。或血不行，或血不止，令人昼则明了安静，夜则谵语，如见鬼状，用小柴胡加生地黄；血虚者，用四物加生地、柴胡，切不可犯胃气；若病既愈而血未止，或热未已，元气素弱，用补中益气；脾气素郁，用济生归脾；血气素弱，用十全大补，庶无误矣！

治验

一妇人经行，感冒风寒，日间安静，至夜谵语，用小柴胡加生地，治之顿安。但内热头晕，用补中益气加蔓荆子而愈。后因怒恼，寒热谵语，胸胁胀痛，小便频数，月经先期，此是肝火血热妄行，用加味逍遥加生地而愈。

一妇人因怒，寒热头痛，谵言妄语，日晡至夜益甚，而经暴至。盖肝藏血，此怒动火，而血妄行。用加味逍遥散加生地治之，神思顿清，但食少体倦，月经未已，盖脾统血，此脾气虚不能摄，用补中益气治之，月经渐止。

一妇人怀抱素郁，感冒，经行谵语，服发散之剂不应，用寒凉降火，前症益甚，更加月经不止，肚腹作痛，呕吐不食，痰涎自出，此脾胃虚寒，用香砂六君，脾胃渐健，诸症渐退，又用归脾汤而痊愈。

师尼寡妇寒热

宋·褚氏①疗师尼寡妇，别制方药，谓独阴无阳致血气交争，乍寒乍热如疟，或腰背作痛而寒热，其肝脉弦出寸口，是其症也，若室女②出嫁愆期而寒热亦然。盖男子精盛则思室，女子血盛以怀胎，此天地自然之理也。治以小柴胡加生地，久而血虚，佐以四物；若兼怒动肝火而寒热者，佐以加味逍遥散；若兼亏损肝经而寒热者，佐以八珍汤；若兼亏损元气而寒热者，佐以补中益气汤；若兼郁

① 褚氏：即褚澄，字彦道，南朝宋国阳翟（今禹州市）人，著有《杂药方》及《褚氏遗书》。
② 室女：未婚女子。

伤脾气而寒热者，佐以济生归脾汤。此症多兼经候不调，当详孰为缓急而治之。

治验

一寡妇因怒致不时寒热，久而不已，肝脉弦紧，用小柴胡加生地，治之而愈。但见风寒热仍作，此是脾胃气虚，用加味归脾、补中益气二汤，兼服而止。

一妇人因夫经商久不归，发寒热，月经旬日方止，服降火凉血，反潮热内热，自汗盗汗，月经频数。余曰：热汗，气血虚也；经频，肝脾虚也。用归脾汤、六味丸而愈，常治，兼症既愈而寒热，当仍用本症药。

一室女寒热，左手脉弦长而出寸口，用小柴胡加生地、乌梅，治之而愈，既嫁而诸症悉痊。

一室女久患寒热，月经不调，先以小柴胡加生地，治之少愈，更以生地黄丸而痊。

一放出宫女，年逾三十，两胯作痛，肉色不变，大小便中作痛如淋，登厕尤痛，此瘀血渍入隧道为患，乃男女失合之症也，难治。后溃不敛，又患瘰疬而殁。此妇为吾乡汤氏姜，汤为商常在外，可见此妇在内久怀忧郁，及出外又不能如愿，是以致生此疾。愈见瘰疬流注，乃七情气血损伤，不可用攻伐，皎然①矣。按《精血篇》云：女人天癸既至，逾十年无男子合，则不调。未逾十年，思男子

① 皎然：清晰、分明貌。

合，亦不调。不调则旧血不出，新血误行，或溃而入骨，或变而为肿，或虽合而难子，合多则沥枯虚人，产乳众则血枯杀人。观其精血，思过半矣。

一室女年十七，疬久不愈，天癸未通，发热咳嗽，饮食少思，或欲用通经丸。余曰：此症潮热、经候不调者不治，所喜脉不涩，且不潮热，尚可治，但养气血，益津液，其经自行。惑于速效，仍用之。余曰：非其治也，此乃慓悍之剂，大助阳火，阴血得之则妄行，脾胃得之则愈虚。经果通而不止，饮食愈少，更加潮热，遂致不救。

历节痛风即白虎历节风

历节痛，或因饮食起居失节，或因七情六淫失宜，以致脾胃亏损，腠理不密，外邪所侵，或为肝火内动，肝血耗损，或为肢体疼痛，或为肢节难伸，或为卒然掣痛，或为走痛无①常，或内热晡热，自汗盗汗，或经候不调，饮食不甘。其治法，属风邪者，小续命汤；走注疼痛者，漏芦散；骨节疼痛者，四生丸；湿热痛者，清燥汤，兼痰佐以二陈；肝火者，加味逍遥散加羌活、川芎；脾郁者，加味归脾加羌活、川芎；血虚者，四物加羌活、川芎；气虚者，四君加羌活、川芎；气血俱虚者，八珍加羌活、川芎。月经先期而痛者，加味逍遥散为主；月经过期而痛

---

① 无：原字残，据崇祯本补。

者，补中益气为主。大抵痛而不敢按者，属病气元气俱实也；手按而痛缓者，病气元气俱虚也。若劳役而作痛者，元气虚也；饮食失宜而作痛者，脾胃虚也；怒恼而作痛者，肝火也；经行而作痛，血虚也。凡此皆固元气为主，而佐以治病之药。

治验

一妇人自汗盗汗，发热晡热，体倦少食，月经不调，吐痰甚多，二年矣，遍身作痛，天阴风雨益甚。用小续命汤而痛止，用补中益气、加味归脾二汤，三十余剂而愈。自汗等症，皆郁结伤损脾气，不能输养诸脏所致，故用前二汤，专主脾胃，若用寒凉降火、理气化痰，复伤生气，多致不起。

一妇人因怒，月经去多，发热作渴，左目紧小，头项动掉，四肢抽搐，遍身疼痛，此怒动肝火，肝血虚而内生风，用加味逍遥加钩藤数剂，诸症渐愈，又用八珍汤调理而痊。

一妇人月经先期，素有痛症，每劳必作，用众手重按，痛稍止，此气血虚而有火，用十全大补加独活治之而痛痊，用六味丸、逍遥散而经调。

一妇人历节作痛，发热作渴，饮食少思，月经过期，诸药不应，脉洪大，按之微细，用附子八物四剂而痛止，用加味逍遥而元气复，六味丸而月经调。

一妇人体肥胖，素内热，月经先期，患痛风，下体微肿痛甚，小便频数，身重脉缓。症属风湿而血虚有热，先用羌活胜湿汤四剂，肿痛渐愈；用清燥汤数剂，小便渐清；用加味逍遥十余剂，内热渐愈；为饮食停滞，发热仍痛，面目浮肿，用六君加柴胡、升麻而愈。又因怒气，小腹痞闷，寒热呕吐，此木侮脾土，用前药加山栀、木香而安；惟小腹下坠，似欲去后，此脾气下陷，用补中益气而愈。后因劳役怒气，作呕吐痰，遍身肿痛，月经忽来寒热，用六君加柴胡、山栀以扶元气清肝火，肿痛呕吐悉退；用补中益气以升阳气、健营气，月经寒热悉瘥。

一妇人饮食少思，畏见风寒，患痛风，呕吐寒热，脉弦紧，用附子八物，四肢痛愈；用独活寄生，腰痛亦痊；惟两膝肿痛，用大防风而消；用加味归脾、逍遥而元气复。

流　注

妇人流注，或因忧思郁怒，亏损肝脾；或因产后劳役，复伤①气血，以致营气不从，逆于肉理；或因腠理不密，外邪客之；或湿痰流注；或跌扑血滞；或产后恶露，盖气流而注，血注而凝。或生于四肢关节，或流于胸腹腰臀，或结块，或漫肿，皆属虚损，急用葱熨及益气养荣汤，则未成自消，已成自溃。若久而肿起作痛，肢体倦

---

① 伤：原字残，据崇祯本补。

息，病气有余，形气不足，尚可治；若漫肿微痛，属形气病气俱不足，最难治。不作脓或脓成不溃，气血虚也，用八珍汤；憎寒畏寒，阳气虚也，十全大补汤；晡热内热，阴血虚也，四物加参、术；作呕欲呕，胃气虚也，六君加炮姜；食少体倦，脾气虚也，补中益气加茯苓、半夏；四肢逆冷，小便频数，命门火衰也，八味丸；小便频数，痰盛作渴，肾水亏损也，六味丸；月经过期，多日不止，肝脾虚也，八珍汤加柴胡、丹皮；凡溃而气血虚弱不敛者，更用十全大补汤，煎膏外补之；久溃而寒邪凝滞不敛者，用豆豉饼祛散之；其溃而内有脓管不敛者，用针头散腐化之自愈。若不补气血，不节饮食，不慎起居，不戒七情，或用寒凉克伐，俱不治。

治验

一妇人左臂患之，年许不溃，坚硬不痛，肉色不变，脉弱少食，月经过期，日晡发热，劳役则痛，遂与参、芪、归、术、川芎、芍药、熟地、贝母、远志、香附、桔梗、丹皮、甘草，百余帖而消。

一妇人暴怒，腰肿一块，胸膈不利，时或气走作痛，与方脉流气饮，数剂而止；更以小柴胡对四物，加香附、贝母，月余而愈。

一妇人因怒，胁下肿痛，胸膈不利，脉沉滞，以方脉流气饮，数剂少愈；以小柴胡对二陈，加青皮、桔梗、贝母，数剂顿退；更以小柴胡汤对四物，二十余剂而痊。

一妇人因闪䐃肩患肿，遍身痛，遂以黑丸子二服而痛止，以方脉流气饮二剂而肿消，更以二陈对四物，加香附、枳壳、桔梗而痊愈。

一妇人腿患筋挛骨痛，诸药不应，脉迟紧，用大防风汤，二剂顿退，又二剂而安。又一妇患之亦然，先用前汤二剂，更服黑丸子而痊。此二患若失治，溃成败证。

一妇人溃后发热，予以为虚，彼不信，乃服败毒药，果发大热，竟至不救。夫溃疡虽有表证发热，宜以托里为主，佐以表散之剂，何况瘰疬、流注乎？若气血充实，经络通畅，决无患者。此证之因，皆由气血素亏，或七情所伤，经络郁结，或腠理不密，六淫外侵，隧道壅塞。若不审其所因，辨其虚实，鲜不误人！

瘰 疬

妇人瘰疬，或因胎产血崩，亏损肾肝，或因忧思郁怒，伤损肝脾，或因恚怒风热，肝胆血燥，或因水涸血虚，筋挛则累累然如贯珠，故多生于耳前后、项侧、胸胁间。若寒热肿痛，乃肝经气动而为病，用柴胡栀子散以清肝火为主，而佐以逍遥散以养肝血；若寒热既止而核不消，乃肝经之血亦病，用加味四物汤以养肝血为主，而佐以柴胡栀子散以清肝火。若初生如豆粒，附着于筋，肉色不变，内热口干，精神倦怠，久不消溃，乃肝脾亏损，用逍遥散、归脾汤、六味丸健脾土，培肝木，切不可轻用散坚追毒之剂。《外台秘要》云：肝肾虚热则生瘰矣。《病机》① 云：瘰疬不系膏粱丹毒，因虚劳气郁所致。补形气，调经脉，其疮当自消散。误下之，先犯病禁经禁。若久溃脉浮大，邪火盛也；面色㿠白，金克木也，皆不治。若赤脉贯瞳子有几条，则几年死。

治验

一妇人久而不愈，或以为木旺之症，用散肿溃坚汤伐之，肿硬益甚。余以为肝经气血亏损，当滋化源，用六味地黄丸、补中益气汤，至春而愈。此症若肝经风火暴病，元气无亏，宜用前汤；若风木旺而自病，宜用泻青丸；虚者，用地黄丸。若水不能生木，亦用此丸。若金来克木，宜补脾土生肾水。大凡风木之病，但壮脾土，则木自不能克矣，若行伐肝，则脾胃先伤，而木反来克土矣。

一妇人患之，恐不起，致少寐，年余疬破，脓水淋漓，经水或五十日或两月余一至，误服通经丸，展转无寐，午前恶寒，午后发热。余以为思虑亏损脾血，用归脾汤作丸，午前以六君子送下，午后以逍遥散送下，两月余得寐，半载后经行如期，年余而疮愈。

一疬妇溃后，发热烦躁作渴，脉大而虚，以当归补血汤六剂而寒热退，又以圣愈汤数剂而痊愈，更以八珍加贝母、远志三十余剂而敛。

---

① 病机：即金·刘完素所著之《素问病机气宜保命集》。下文《病机机要》同此。

一妇人项结核，寒热头痛，胁乳胀痛，内热口苦，小便频数，症属肝火血虚，用四物加柴胡、山栀、胆草而愈，又用加味逍遥散而安。

一妇人瘰疬后，遍身作痒，脉大按而虚，以十全大补加香附治之而愈。大凡溃后，午前痒作气虚，午后痒作血虚。若作风症治之，必死。

一妇人项核肿痛，察其气血俱实，先以必效散一服下之，更以益气养荣汤补之，三十余剂而消。常治此症，若必欲出脓，但虚弱者，先用前汤，待其气血稍充，乃用必效散去其毒，仍用补药，无不效。未成脓者，灸肘尖调经解郁及隔蒜灸，多自消，有脓即针之。若气血复而核不消，却服散坚之剂，月许不应，气血不损，须用必效散，其毒一下，即多服益气养荣汤，如不应，亦灸肘尖。如疮口不敛者，更用豆豉饼、琥珀膏。若气血俱虚，或不慎饮食七情者，不治。然此症以气血为主，气血壮实，不用追蚀之剂亦能自腐，但取去使易于收敛耳。血虚而用追蚀，不惟徒治，适足以败矣。

乳痈乳岩

妇人乳痈，属胆胃二腑热毒，气血壅滞。故初起肿痛，发于肌表，肉色㷫赤，其人表热发热，或发寒热，或憎寒头痛，烦渴引冷，用人参败毒散、神效栝蒌散、加味逍遥散治之，其自消散。若至数日之间，脓成溃窍，稠脓涌出，脓尽自愈。若气血虚弱，或误用败毒，久不收敛，脓清脉大，则难治。

乳岩属肝脾二脏郁怒，气血亏损，故初起小核，结于乳内，肉色如故，其人内热夜热，五心发热，肢体倦瘦，月经不调，用加味归脾汤、加味逍遥散、神效瓜蒌散，多自消散。若荏苒日月，渐大嵾岩，色赤出水，腐溃深洞，用前归脾汤等药，可延岁月，若误用攻伐，危殆迫矣。

大凡乳症，若因恚怒，宜疏肝清热；焮痛寒热，宜发表散邪；肿痛甚，宜清肝消毒，并隔蒜灸；不作脓，或脓不溃，补气血为主；不收敛，或脓稀，补脾胃为主；脓出反痛，或发寒热，补气血为主；或晡热内热，补血为主；若饮食少思，或作呕吐，补胃为主；饮食难化，或作泄泻，补脾为主；劳碌肿痛，补气血为主；怒气肿痛，养肝血为主；儿口所吹，须吮通揉散；成痈，治以前法；潮热暮热，亦主前药。大抵男子多由房劳耗伤肝肾，妇人郁怒亏损肝脾，治者审之。世以孕妇患此名日内吹，然其所致之因则一，惟用药不可犯其胎耳。

治验

一妇人内热胁胀，两乳不时作痛，口内不时辛辣，若卧而起急则脐下牵痛，此带脉为患，用小柴胡加青皮、黄连、山栀二剂而瘥。

一妇人因怒两乳肿，兼头痛寒热，用人参败毒散，二剂表症已退；用小柴胡加芎、归、枳壳、桔梗，四剂而消。

一妇人久郁，右乳内肿硬，用八珍汤加远志、贝母、柴胡、青皮及隔蒜灸，兼服神效栝蒌散，两月余而消。

一妇人左乳内肿如桃，不痛不赤，发热渐瘦，用八珍加香附、远志、青皮、柴胡百余剂，又兼服神效栝蒌散三十余剂，脓溃而愈。

一妇人郁久，左乳内结核如杏许，三月不消，心脉涩而脾脉大，按之无力，以八珍加贝母、远志、香附、柴胡、青皮、桔梗，五十余①剂而溃，又三十余剂而愈。

一妇人②禀实性躁，怀抱久郁，左乳内结一核，按之微痛，以连翘饮③子二十余剂少退，更以八珍加青皮、香附、桔梗、贝母，二十余剂而消。

一妇人发热作渴，至夜尤甚，两乳忽肿，肝脉洪数，乃热入血室也，用加味小柴胡汤，热止肿消。

一妇人因怒左乳作痛，发热，表散太过，肿热益甚，用益气养荣汤，数剂热止脓成，不从用针，肿胀热渴，针脓大泄，仍以前汤，月余始愈。此症若脓成未破，有薄皮剥起者，用代针之剂，其脓自出。不若及时用针，不致大溃。若脓血未尽，辄用生肌，反助其邪，慎之！

一妇人因怒左乳作痛，胸膈不利，以方脉流气饮加木

① 余：原漫漶，据崇祯本补。
② 人：原漫漶，据崇祯本、清东溪堂刻本补。
③ 翘饮：原漫漶，据崇祯本、清东溪堂刻本补。

香、青皮，四剂而安。

一妇人脓清肿硬，面黄食少，内热晡热，自汗盗汗，月经不行，此肝脾气血俱虚，用十全大补加远志、贝母及补中益气，各三十余剂，外用葱熨患处，诸症寻愈。

一妇人脓成胀痛，余欲针之，不从，数日始针，出败脓三四碗许，虚症蜂起，几至危殆，用大补两月余而安。若元气虚弱，不作脓者，用益气养荣汤补之，脓成即针。若肿痛寒热，怠惰食少，或至夜热甚，用补中益气汤兼逍遥散，补之为善。

一产妇因乳少，服药通之，致乳房肿胀，发热作渴，以玉露散补之而愈。夫乳汁乃气血所化，在上为乳，在下为经。若冲任之脉盛，脾胃之气壮，则乳汁多而浓，衰则淡而少，所乳之子亦弱而多病。又有屡产无乳，或大便涩滞，乃亡津液也，当滋化源。

一妇人右乳内结三核，年余不消，朝寒暮热，饮食不甘，此乳岩。以益气养荣汤百余剂，血气渐复，更以木香饼熨之，喜其谨疾，年余而消。

至英内年二十有五，素虚弱，多郁怒，时疫后，脾胃愈虚，饮食愈少，又值气忿，右乳胁下红肿，膺内作痛，用炒麸皮熨之，肿虽少散，内痛益甚，转侧胸中如物悬坠。遂与加减四物汤，内肿如鹅卵，外大如盘，胸胁背心相引而痛，夜热势甚，时治者皆以攻毒为言，叩诸先生，乃云：此病后脾弱而复怒伤肝，治法惟主于健脾气、平肝火，则肿自消而病自愈矣。承惠方以八物加陈皮、黄芪、柴胡、山栀、白芷，服八剂，病减六七，去白芷加青皮、木香、桔梗，又六剂而痊愈。奏功之奇，获效之速，盖出于寻常万万也。感激浓恩，昕①夕不忘，录此乞附医案，以诏后之患者，毋为攻毒者之所惑也。晚生尤至英顿首再拜书。

一妇人乳内结核年余，晡热少食，余欲用益气养荣汤治之，彼以为缓，乃服行气之剂，其势愈甚，溃而日出清脓而殁。

郭氏妾，乃放②出宫女，乳内结一核如栗，亦服流气等药，大如覆碗，坚硬如石，出水而殁。

血 风 疮

妇人血风疮，因肝脾二经风热，郁火血燥所致。其外症身发疙瘩，或如丹毒，痒痛不常，搔破成疮，脓水淋漓，其内症月经无定，小便不调，夜热内热，自汗盗汗，恶寒憎寒，肢体倦怠，饮食不甘，寒热往来。若发热作痛，乃肝经风热血燥，用当归饮加柴胡、山栀；若体倦食少，口干潮热，乃肝脾郁火伤血，用加味逍遥散；若疙瘩痛痒，寒热往来，乃肝经风热伤血，用小柴胡加山栀、黄连；若夜间发热，作渴谵语，乃热入血室，用小柴胡加生

---

① 昕（xīn 心）：旦明，日将出也。
② 放：原脱，据崇祯本、清东溪堂刻本补。

地黄；血虚，四物合小柴胡汤；若无寐盗汗，内热晡热，乃脾经血虚，用归脾汤；兼寒热，加山栀、熟地。若用风药，复伤阴血，反致他症。

治验

一妇人素清苦，四肢患此，误用败毒寒凉，晡热内热，自汗盗汗，月经不行，口干咽燥，此郁结伤脾，四肢者，脾主之，用归脾汤数剂，后兼逍遥散，五十余剂而愈。

一妇人性躁，寒热口苦，胁痛耳鸣，腹胀溺涩，年余矣，症属肝火，用四君加柴胡、炒山栀、炒龙胆数剂，乃与逍遥散兼服而疮愈，又与六味丸及逍遥散七十余剂，诸症悉退。若有愈后身起白屑，搔则肌肤如帛所隔，此气血虚不能营于腠理，用大补之剂；若有愈后发热，身起疙瘩痒痛，搔破脓水淋漓，经候不调，此肝火血热，用四物加柴胡、山栀、白术、茯苓、丹皮、甘草。

一妇人日晡身痒月余，口干，又月余成疮，服祛风之剂，脓水淋漓，午前畏寒，午后发热，殊类风症。余谓此肝经郁火，外邪所搏，用补中益气加山栀、钓藤①，又以逍遥散加川芎、贝母而愈。

一妇人瘙痒，发热，日晡益甚，肤见赤痕，月经过期，此血虚有热，以逍遥散倍加熟地，热止痒退，更以四

---

① 钓藤：即钩藤。

物加参、芪、柴胡、炙草、茯苓调理，遂愈。

一女子十二岁，善怒，遍身作痒，用柴胡、川芎、山栀、芍药以清肝火，以生地、当归、黄芩凉肝血，以白术、茯苓、甘草健脾土而愈。半载后，遍身起赤痕，或时眩晕，此肝火炽甚，血得热而妄行，是夜果经至。

臁　疮

妇人两臁生疮，或因胎产，饮食失宜，伤损脾胃；或因忧思郁怒，亏损肝脾，以致湿热下注；或外邪所侵。外臁属足三阳，可治；内臁属足三阴，难治。若初起发肿①赤痛，属湿毒所乘，用人参败毒或槟苏败毒散；若漫肿作痛，或不肿不痛，属脾虚湿热下注，用补中益气或八珍汤；若脓水淋漓，体倦少食，内热口干，属脾气虚弱，用补中益气加茯苓、酒炒芍药；若午后头目不清，属阴火，用前汤加酒炒黑黄柏；若午后发热体倦，属血虚，用前汤加川芎、熟地；若怀抱不乐而甚，用归脾汤加山栀、柴胡；若恚怒气逆而甚，用补中益气加川芎、山栀；若内热体倦，痰涎口疮，属脾肾虚热，用六味丸；若肢体畏寒，饮食少思，属脾肾虚寒，用八味丸。大抵色赤属热毒，易治，色黯属脾肾虚寒，难治，设误用攻伐，复伤胃气，难保其生。

---

① 肿：原字残，据崇祯本补。

治验

一妇人患之，四畔微赤，作痛重坠，脓水淋漓，胸膈不利，饮食少思，内热口苦，夜间少寐，此属脾虚郁伤，用归脾汤解郁结而生脾血，用补中益气加茯苓、半夏补脾气而除湿热，寻愈。

一妇人久不愈，色赤微热，日晡燉肿，形体虚弱，饮食少思，劳则喘渴，恶寒发热，此脾虚下陷，用补中益气汤而愈。

一妇人三年矣，色黯肿硬，恶寒发热，饮食少思，形体消瘦，作渴饮汤，饮食稍多，或腹胀，或泄泻，或作呕，或吞酸，此脾气虚寒，用补中益气加干姜、肉桂，五十余剂而愈。

一妇人因入朝步履，恶寒发热，倦怠懒食，疮口出血，此劳伤元气，不能摄血归经，用补中益气汤而愈。

一妇人因怒，寒热头眩，或耳项胸胁胀痛，或小腹阴道闷坠，或小便频数下血，此属肝火血热，先用小柴胡汤加炒黑山栀、川芎、当归、车前，二剂诸症顿退，又用加味逍遥散补其阴血而愈。后因饮食劳倦，前症复作，疮口出血，用补中益气汤治之而愈。

一妇人患将两月，燉赤肿痛，小便频数，饮食如常，用活命饮二剂，诸症悉愈，又用八珍汤而痊。

一妇人患此，燉痛，恶寒发热，用槟苏败毒散而寒热退，用仙方活命饮而燉痛止，再用补中益气汤而形气健。

阴疮_{交接出血、阴挺、阴痒、阴虫附}

妇人阴疮，乃七情郁火伤损肝脾，湿热下注。其外症有阴中舒出如蛇，俗呼阴挺；有翻突如饼，俗呼阴菌；亦有如鸡冠花，亦有生诸虫，亦有肿痛湿痒，溃烂出水，胀闷脱坠者。其内症口干，内热，体倦，经候不调，饮食无味，晡热发热，胸膈不利，胁肋不调，小腹痞胀，赤白带下，小水淋涩。其治法：肿痛者，宜用四物加柴胡、山栀、丹皮、胆草；湿痒者，宜用归脾加山栀、丹皮、柴胡；淋涩者，宜用龙胆泻肝加白术、丹皮；溃腐者，宜用加味逍遥散；肿闷脱坠者，宜用补中益气加山栀、丹皮，佐以外治之法，备见治验。

治验

一妇人胸膈不利，内热作渴，饮食不甘，肢体倦怠，阴中闷痒，小便赤涩，此郁怒所致，用归脾加山栀而愈。后因怒，患处并小腹胀痛，用小柴胡加山栀、芎、归、芍药而愈。但内热晡热，用逍遥散加山栀而愈。后因劳役发热，患处肿胀，小便仍涩，用补中益气加山栀、茯苓、丹皮而愈。

一妇人阴中突出如菌，四围肿痛，小便频数，内热晡热，似痒似痛，小腹重坠，此肝脾郁结之症，盖肝火湿热而肿痛，脾虚下陷而重坠也。先以补中益气加山栀、茯苓、车前、青皮清肝火，升脾气，渐愈，更以归脾汤加山栀、茯苓、川芎调理，更以生猪脂和藜芦末涂之而收入。

一妇人阴中挺出一条，五寸许，闷痛重坠，水出淋漓，小便涩滞，夕与龙胆泻肝汤分利湿热，朝与补中益气汤升补脾气，诸症渐愈，再与归脾加山栀、茯苓、川芎、黄柏，间服调理而愈。后因劳役或怒气，下部湿痒，小水不利，仍用前药即愈。亦有尺许者，亦有生诸虫物者，皆用此治。

一妇人腐溃，脓水淋漓，肿痛寒热，小便赤涩，内热作渴，肢体倦怠，胸胁不利，饮食少思，三月余矣，用补中益气，内柴胡、升麻各用一钱，加茯苓一钱，炒山栀二钱，数剂少愈，又与归脾加山栀、川芎、茯苓三十余剂，诸症悉退，惟内热尚在，再与逍遥散倍用山栀而愈。

一妇人素性急，阴内或痛，小便赤涩，怒则益甚，或发热，或寒热，治以芎、归、炒栀、柴胡、苓、术、丹皮、泽泻、炒芍、炒车前、炒连、生草，数剂渐愈，乃去黄连、泽泻，又数剂而痊愈。

一妇人素郁闷，阴内痛痒，不时出水，饮食少思，肢体倦怠，用归脾加丹皮、山栀、芍药、柴胡、生草主之而安。

一妇人阴内痒痛，内热倦怠，饮食少思，用参、芪、归、术、陈皮、柴胡、炒栀、炒车前、升麻、芍药、丹皮、茯苓，治之而瘥。若阴中有虫痒痛，亦属肝木，以桃仁研膏和雄黄末纳阴中以杀之，仍用清肝解郁。有以鸡肝纳之者,乃取虫之法也。

一妇人交接违理,出血作痛,发热口干,误服寒凉之剂,前症益甚,不时欲呕,饮食少思,此症属肝经而药复伤脾也,先用六君子加柴胡而脾胃渐愈,乃用加味逍遥散而患处亦痊。

一妇人每交接辄出血作痛,敷服皆凉血止痛之剂,不时出血甚多,此肝伤而不能藏血,脾伤而不能摄血也,用补中益气、济生归脾二汤而愈。若交接出血,用熟艾热裹入阴中;若交接违理而出血,用乱发、青布烧为末,敷之血自止;若出血过多而见他症,但用前药调补肝脾,诸症自愈矣。

一妇人阴肿下坠,闷痛出水,胸腹不利,小便频数,内热晡热,口苦耳鸣,先用小柴胡加车前、胆草、苓、术、升麻,二剂稍缓,又用加味逍遥加升麻,数剂稍愈,乃以加味归脾加升麻、柴胡并补中益气加山栀,数剂渐愈,仍用加味逍遥、加味归脾二药调理而瘥。

一妇人热痛,用寒凉败毒,饮食不入,时欲呕吐,小腹重坠,似欲去后,此脾胃亏损,元气下陷,症属虚寒,先用补中益气加炮姜,二剂重坠如失,再用前汤加茯苓、半夏,二十余剂而愈,乃以归脾少加柴胡、升麻,六味地黄丸调理,两月余而康。

附方并注

保和丸 治饮食停滞,胸膈痞满,或作吞酸等症。

山楂取肉，二两，蒸　神曲炒　半夏　茯苓各一两　萝卜子炒　陈皮　连翘各五钱

上为末，粥丸。加白术二两，名大安丸。

越鞠丸　治六郁，胸膈痞满，呕吐吞酸，或湿热腹胀，腿脚酸疼等症。

苍术炒　神曲炒　香附　山楂　山栀炒　抚芎　麦芽炒。各等分

上各另为末，水调炒曲，面糊为丸，桐子大，每服五七十丸，白滚汤下。

左金丸一名四今丸　治肝火胸胁刺痛，或发寒热，或头目作痛，小便淋秘，或小腹疼痛，一切肝火之症。

黄连六两　吴茱萸一两，汤煮片时用

上为末，粥丸，白术陈皮汤下。

椒仁丸　治先因经水断绝，后至四肢浮肿，小便不通，血化为水。

椒仁　甘遂　续随子去皮，研　附子炮　郁李仁　黑牵牛　五灵脂研碎　当归　吴茱萸　延胡索各五钱　芫花醋浸，一钱　石膏　蚖青①十枚，去头、翅、足，同糯米炒黄，去米不用　斑蝥十个，糯米炒黄，去米不用　胆矾　人言②各钱

上为末，面糊为丸，如豌豆大，每服一丸，橘皮汤

---

① 蚖青：药名。为地胆的别名，见《神农本草经》。状如斑蝥，芫青青绿色，斑蝥黄斑色，色虽不同，功亦相近。

② 人言：药名。为砒霜的隐称，砒霜又名"信石"，拆"信"字即为"人言"。

下。此方药虽峻利，所用不多，若畏而不服，有养病害身之患，常治虚弱之人，亦未见其有误也。

血分葶苈丸　治先因小便不利，后至身面浮肿，经水不通，水化为血。

葶苈研，炒　续随子去壳。各半两，研　干笋末一两

上为末，枣肉丸，如桐子大，每服七丸，煎蓝竹汤下。如大便利者，减续随子、葶苈各一钱，加白术五钱。

人参丸　治经脉不利，化为水，流走四肢，悉皆肿满，名曰血分。其候与水相类，若作水治之，非也，宜用此。

人参　当归　大黄湿纸裹，饭上蒸熟，去纸，切，炒　桂心　瞿麦穗　赤芍药　白茯苓各半两　葶苈炒，另研，一钱

上为末，炼蜜丸，桐子大，每服十五丸至二三十丸，空心饮汤下。

柏子仁丸　治血虚有火，月经耗损渐至不通，日渐羸瘦，而生潮热，慎毋以毒药通之，宜柏子仁丸、泽兰汤主之。

柏子仁炒，研　牛膝酒拌　卷柏各半两　泽兰叶　续断各二两　熟地黄用生者三两，酒拌蒸半日，忌铁器，杵膏

上为末，入地黄膏，加炼蜜丸，桐子大，每服三十丸，空心米饮下。

泽兰汤　治症同前。

泽兰叶三两　当归酒拌　芍药炒。各一两　甘草五钱

上为粗末，每服五钱，水二钟，煎至一钟，去渣温服。

独参汤 治一切失血，恶寒发热，作渴烦躁，并宜此药补气，盖血生于气，阳生阴长之理也。

用人参二两，枣十枚，水煎服。

玉露散 治乳脉不行，身体壮热，头目昏痛，大便涩滞等症。

人参　白茯苓　桔梗炒　川芎　白芷　当归　芍药各一钱　甘草五分

上水煎服。若热甚，大便秘，量加炒大黄。

圣愈汤 治血虚心烦，睡眠不宁，或五心烦热。

地黄酒拌，蒸半日　生地黄酒拌　川芎　人参各五钱　当归酒拌　黄芪炒。各一钱

上水煎服。

当归饮 治血热瘾疹痒痛，脓水淋漓，发热等症。

当归　白芍药　川芎　生地黄　白蒺藜各一钱　防风荆芥各五分　黄芪一钱　何首乌　甘草五分

上水煎服。

龙胆泻肝汤 治肝经湿热，下部肿燉作痛，小便涩滞，阴挺如菌，或出物如虫等症。

龙胆草酒拌，炒黄　泽泻各一钱　车前子炒　木通　生地黄酒拌　当归尾酒拌　山栀炒　黄芩　生甘草各五分

上水煎服。

乌贼鱼骨丸 治妇人血枯，胸膈四肢满，妨于食饮，病至^①闻腥臊臭气，先唾血，出清液，或前后泄血，目眩转，月事衰少不来。

乌贼鱼骨去甲，四两　芦茹一两

上为末，以雀卵和成剂，丸如小豆大，每服五丸，加至十丸，以鲍鱼煎汤下，以饭压之。

青州白丸子 治风痰咳嗽，或牙关紧急，不知人事，或痰滞作麻。

南星三两　半夏七两　白附子二两　川乌半两。各生用

上为末，绢袋盛，井水摆浸，仍换水浸三五日，晒干，糯米粉丸。如急用，以姜汁糊丸亦可。

四七汤 治七情郁结，咽间如有一核，吞吐不利，或中脘痞满，痰涎壅喘，或恶心少食。

紫苏叶一钱　厚朴一钱五分　茯苓一钱　半夏姜制，七分

上姜、枣水煎服。

若白带以此汤送前丸，其效如神。

当归龙荟丸 治肝经症，胁下作痛，或有积块，或下疳便痛，小便淋涩，或瘀血凝滞，小腹作痛。

当归酒拌　龙胆草酒拌炒　栀子仁炒　黄连　青皮　黄芩各一两　大黄酒拌炒　芦荟　青黛　柴胡各五钱　木香二钱五分　麝香五分，另研

---

① 病至：原字残，据崇祯本补。

上为末，炒神曲糊丸，每服二三十丸，姜汤下。

阿魏膏　治一切痞块。

羌活　独活　玄参　官桂　赤芍药　川山甲　生地黄
两头尖　大黄　白芷　天麻各五钱　红花四钱　槐柳桃枝各
三钱　木鳖子二十枚，去壳　乱发如鸡子大一块

上用香油二斤四两，煎黑去柤①，入发再煎化，仍去
柤，徐下黄丹，煎软硬得中，方入芒硝、阿魏、苏合油、
乳香、没药五钱，麝香三钱，调匀成膏矣。摊贴患处，内
服芦荟丸等，黄丹须真正者效。凡贴膏药，先用朴硝随患
处铺半指厚，以纸盖，用热熨斗熨良久，如消耗，再加熨
之，熨二时许方贴膏药。若是肝积，加芦荟末同熨。

芦荟丸　治肝疳，口舌生疮，牙龈腐烂，或遍身生疮
等症。

大皂角　青黛　芦荟研　朱砂研　麝香研。各一钱　干
虾蟆用皂角各等分，烧存性，为末，一两，入前项药

上为末，蒸饼糊丸，麻子大，每服五七十丸，米
饮下。

局方小续命汤　治历节痛风，痰盛口噤，腰背反张
等症。

防己　肉桂去粗皮　杏仁去皮、尖，炒黄　黄芩　白芍
甘草　川芎　麻黄去节　人参去芦。各一两　防风一两五钱

---

① 柤：古同"渣"。

附子炮去皮脐，半两

上为粗末，每服三钱，姜枣水煎服。

调中益气汤　治体怠嗜卧，不思饮食，或痰嗽泄泻等症。

黄芪一钱　人参去芦头　甘草　苍术各五分，柴胡　橘皮　升麻　木香各二分

上姜枣水煎，空心服。

佛手散　治妊娠伤胎下血。

当归三钱　川芎二钱

上水煎，食前服。

木香饼　治一切气滞结肿或痛，或闪肭及风①寒所伤作痛并效。

木香五钱　生地黄一两

上木香为末，地黄杵膏和匀，量患处大小作饼置患处，以热熨斗熨之。

隔蒜灸法　治一切疮毒，大痛，或不痛，或麻木。如痛者灸至不痛，不痛者灸至痛，其毒随火而散。盖火以畅达，拔引郁毒，此从治之法也，有回生之功。用大蒜头去皮，切三文钱厚，安疮头上，用艾壮于蒜上灸之，三壮换蒜复灸，未成者即消，已成者亦杀其大势，不能为害。如疮大，用蒜捣烂摊患处，将艾铺上烧之，蒜败再换。如不

---

① 肭及风：原字残，据崇祯本补。

痛，或不作脓及不起发，或阴疮，尤宜多灸，灸而仍不痛，不作脓不起发者不治，此气血虚极也。

神效葱熨法 治虚怯人，肢体患肿块，或作痛，或不痛，或风袭于经络，肢体疼痛，或四肢筋挛骨痛。又治流注，跌扑伤损肿痛。用葱头细切，杵烂炒热敷患处，冷，易之再熨，肿痛即止，其效如神。

豆豉饼 治疮疡肿硬不溃及溃而不敛，并一切顽疮恶疮。用江西豆豉为末，唾津和作饼子，如钱大，厚如三文，置患处，以艾壮于饼上灸之，干则易之①。如背②疮，用漱口水调作饼覆患处，以艾铺饼上灸之。如未成③者即消，已成者能消其毒，如有不效，气血虚败也。

益气养荣汤 治抑郁瘰疬，或四肢患肿，肉色不变，或日晡发热，或溃而不敛。

人参　茯苓　陈皮　贝母　香附　当归酒拌　川芎

黄芪盐水拌，炒　熟地黄酒拌　芍药炒。各一钱　甘草灸　桔梗炒。各五分　白术炒，二钱

上姜水煎服。

人参养荣汤 治溃疡，发热恶寒，四肢倦怠，体瘦少食，面黄短气，不能收敛。若大疮愈后多服之，不变他病。

---

① 之：原字残，据崇祯本、清东溪堂刻本补。
② 如背：原字残，据崇祯本、清东溪堂刻本补。
③ 如未成：原字残，据崇祯本、清东溪堂刻本补。

白芍药一钱五分　人参　陈皮　黄芪蜜炙　桂心　当归酒拌　白术　甘草炙。各一钱　熟地黄酒拌　五味子炒　茯苓各七分半　远志去心，炒，五分

上姜枣水煎服。

方脉流气饮子　治恼怒胸膈胀满，或肢体作痛，或结壅肿，血气无亏者。

紫苏叶　青皮　苦梗　半夏煨　当归　芍药　乌药　茯苓　川芎　黄芪　枳壳去穰，麸炒①　防②风各半两　甘草　橘皮各五分　大腹皮　木③香各三分

上姜枣水煎服。

泻青丸　治肝经郁火实热，胁乳作痛，大便秘结，及肝经一切实火症。

当归　龙胆草　川芎　山栀　大黄　羌活　防风各等分

上为末，蜜丸，鸡子大，每服一二丸。

人参败毒④散　治疮疡焮痛，发寒热，或拘急头痛等症。

人参　羌活　独活　前胡　柴胡　桔梗　枳壳　茯苓　川芎　甘草各一钱

上水煎服。

---

① 炒：原字残，据崇祯本、清东溪堂刻本补。
② 防：原字残，据崇祯本、清东溪堂刻本补。
③ 木：原脱，据崇祯本补。
④ 毒：原字残，据崇祯本补。

生地黄丸　治师尼寡妇乍寒乍热，肝脉弦长而出鱼际。

生地黄一两，酒拌杵膏　秦艽　黄芩　硬柴胡各五钱　赤芍药一两

上为细末，入地黄膏，加炼蜜少许，丸桐子大，每服三十丸，乌梅煎汤下，日进二服。亦治室女患此。

连翘饮子　治乳内结核。

连翘　川芎　栝蒌仁研　皂角刺炒　橘叶　青皮去白　甘草节　桃①仁各一钱半

上水煎服。

必效散　治瘰疬，未成脓者自消，已溃者自敛。

南硼砂二钱五分　轻粉一钱　斑蝥四十个，糯米同炒熟，去头、翅　麝香五钱　巴豆五粒，去壳心膜　白槟榔一个

上为细末，每服一钱，五更用滚汤调下，如小水涩滞或微痛，此病毒欲下也，进益元散一服即下。此方斑蝥、巴豆似为峻厉，然用巴豆乃解斑蝥之毒，用者勿畏。

琥珀膏　治颈项瘰疬及腋下初如梅子，肿结硬强，渐如连珠，不消不溃，或溃而脓水不绝，经久不瘥，渐成漏症。

琥珀一两　木通　桂心　当归　白②芷　防风　松脂　朱砂研　木鳖子肉各五钱　麻油二斤　丁香　木香各三钱

---

① 桃：原字残，据崇祯本、清东溪堂刻本补。

② 白：从此字始至卷末，底本缺页，据崇祯本、清东溪堂刻本补。

上先用琥珀、丁香、桂心、朱砂、木香为细末，其余药入油内，煎焦黑滤去柤，徐徐入黄丹，再煎软硬得中，即成膏矣。

神效栝蒌散　治乳痈初起肿痛及一切痈疽，或脓出后余毒，亦宜用之。

黄栝蒌子多者一个　当归半两　生甘草半两　没药一钱，另研　乳香一钱

上酒水煎服。

余方见下卷。

卷　下

保　胎

妊娠，若元气不实，发热倦怠，或胎动不安，用当归散，因气恼加枳壳，胸膈痞闷再加苏梗，或作痛加柴胡。若饮食不甘或欲呕吐，用六君加紫苏、枳壳。若恶阻呕逆，头晕体倦，用参橘散；未应，用六君子汤。若恶阻呕吐，不食烦闷，亦用参橘散之类。若顿仆胎动，腹痛下血，用胶艾汤；未应，用八珍加胶、艾。若顿仆毒药，腰痛短气，用阿胶散；未应，煎送知母丸。若顿仆胎伤，下血腹痛，用佛手散；未应，用八珍送知母丸。若心惊胆怯，烦闷不安，名子烦，用竹叶汤；未应，血虚佐以四物，气虚佐以四君。若下血不止，名胎漏，血虚用二黄散，血去多，用八珍汤；未应，用补中益气汤。若因事而动下血，用枳壳汤加生熟地黄；未应，或作痛，更加当归；血不止，八珍加胶艾。若不时作痛，若小腹重坠，名胎痛，用地黄当归汤；未应，加参、术、陈皮；或因脾气虚，用四君加归、地；中气虚，用补中益气汤。若面目虚浮，肢体如水气，名子肿，用全生白术散；未应，用六君子汤；下部肿甚，用补中益气倍加茯苓。或因饮食失宜，呕吐泄泻，此是脾胃亏损，用六君子汤。若足指发肿，渐至腿膝，喘闷不安，或足指缝出水，名水气，用天仙藤散；脾胃虚弱，兼以四君子；未应，用补中益气，兼以逍遥散。若胎气上攻，心腹胀满作痛，名子悬，用紫苏饮；饮食不甘，兼四君子；内热晡热，兼逍遥散。若小便涩少，或成淋沥，名子淋，用安荣散；不应，兼八珍汤。腿足转筋而小便不利，急用八味丸，缓则不救。若项强筋挛，语涩痰盛，名子痫，用羚羊角散。或饮食停滞，腹胀呕吐，此是脾胃虚弱而不能消化，用六君子汤；不应，用平胃散加参、苓。或胎作胀，或腹作痛，此是脾胃气虚而不能承载，用安胎饮加升麻、白术；不应，用补中益气汤。或脐腹作胀，或小便淋闭，此是脾胃气虚，胎压尿泡，四物加二陈、参、术，空心服后探吐，药出气定，又服又吐，数次必安。或因劳役所伤，或食煎炒，小便带血，此是血得热而流于脬中，宜清膀胱，用逍遥散。或遗尿不禁，或为频数，此是肝火血热，用加味逍遥散。若胸满腹胀，小便不通，遍身浮肿，名胎水不利，用鲤鱼汤；脾胃虚，佐以四君子。病名同而形症异，形症异而病名同，聊见本方。凡用见症之药不应，当分月经治之。

治验

一妊娠三月，其经月来三五次，但不多，饮食、精神如故。此血盛有余，儿大能饮，自不来矣，果然。

一妊娠六月，每怒气便见血，甚至寒热头痛，胁胀腹痛，作呕少食。余谓寒热头痛，肝火上冲也；胁胀腹痛，肝气不行也；作呕少食，肝侮脾胃也；小便见血，肝火血热也。用小柴胡加芍药、炒黑山栀、茯苓、白术而愈。

一妊娠六月，体倦食少，劳役见血，用六君加当归、熟地、升麻、柴胡而愈。

一妊娠每三四月，胎便作痛，余用当归地黄汤治之，不日而愈。

一妊娠三月，饮食后因怒患疟，连吐三次，用藿香正气散二剂，随用安胎饮，一剂而愈。后因怒，痰甚狂言，发热胸胀，手按少得，此肝脾气滞，用加味逍遥散加川芎，二剂顿退，四剂而安。

一妇人每怒发热胁胀，小便淋涩，每月经行，旬余未已。受胎三月，因怒前症复作，朝用加味逍遥散，夕用安胎饮，各二剂而安。五月又怒复作，下血如经行，四日未止，仍用前药而愈。

一妊娠将三月，呕吐恶食，体倦嗜卧，此恶阻之症，用人参橘皮汤，二剂渐愈，又用六君加紫苏，二剂而安。

一妊娠吞酸恶心，欲作呕吐，此饮食停滞，用六君加曲、柏、炒黑子芩、枳壳、香附，治之而愈。

一妊娠饮食后恼怒，寒热呕吐，头痛恶寒，胸腹胀痛，大便不实而色青，小便频数而有血。余曰：当清肝健脾为主。不信，乃主安胎止血，益甚。问余曰：何也？余曰：大便不实而或青，此是饮食既伤脾土而兼木侮；小便频数而有血，此是肝火血流于胞而兼挺瘘也。用六君子加枳壳、紫苏、山栀二剂，脾胃顿醒，又用加味逍遥加紫苏、枳壳二剂，小便顿清，更节饮食，调理而安。

一妊娠每至五月，肢体倦怠，饮食无味，先两足肿，渐至遍身，后及头面。此是脾肺气虚，朝用补中益气，夕用六君子加苏梗而愈。凡治妊娠，毋泥其月数，但见某经症，便用某药为善。

一妊娠因怒吐血块，四日不止，两胁胀痛，小便淋涩，此怒而血蓄于上部，火炎而随出也；胁胀腹痛，小便淋涩，肝经本病也。用小柴胡合四物，四剂而止，却用六君子、安胎饮，调理而安。

一妊娠气喘痰甚，诸药不应，问治于余。询之，云素有带下，始于目下浮两月余，其面亦然。此气虚有痰饮也，用六味丸料，数剂而愈。

凡妇人气血方盛，乳房作胀，或无儿饮，痛胀寒热，用麦芽二三两炒熟，水煎服，立消。其耗散血气如此，何脾胃虚弱、饮食不消方中多用之？一云麦芽最消肾。若气血虚而乳汁自出者，宜十全大补汤，其子多不育。

小　产

小产重于大产，盖大产如栗熟自脱，小产如生采破其皮壳，断其根蒂，岂不重于大产？但人轻忽致死者多矣。治法宜补形气，生新血，去瘀血。若未足月，痛而欲产，芎归补中汤，倍加知母止之。若产而血不止，人参黄芪汤补之。若产而心腹痛，当归川芎汤主之。胎气弱而小产者，八珍汤固之。若出血过多而发热，圣愈汤。汗不止，急用独参汤。发热烦躁，肉瞤筋惕，八珍汤。大渴面赤，脉洪而虚，当归补血汤。身热面赤，脉沉而微，四君、姜、附。东垣云：昼发热而夜安静，是阳气自旺于阳分也；昼安静而夜发热躁，是阳气下陷于阴中也；如昼夜俱发热者，是重阳无阴也，当峻补其阴。王太仆云：如大寒而甚，热之不热，是无火也；热来复去，昼见夜伏，夜发昼止，时节而动，是无火也；如大热而甚，寒之不寒，是无水也；热动复止，倏忽往来，时动时止，是无水也。若阳气自旺者，补中益气汤。阳气陷于阴者，四物二连汤。重阳无阴者，四物汤。无火者，八味丸。无水者，六味丸。

治验

一妊娠五月，服剪红丸而堕，腹中胀痛，服破血之剂益甚，以手按之益痛。余曰：此峻药重伤，脾胃受患。用八珍倍人参、黄芪、半夏、乳香、没药，二剂而痛止，数剂而痊愈。

吴江庠友①史万湖仲子室，年二十余，疫疾堕胎，时咳，服清肺解表，喘急不寐，请治。余以为脾土虚不能生肺金，药损益甚，先与补中益气加茯苓、半夏、五味、炮

---

① 庠（xiáng 祥）友：指同学、同窗。庠，古代的乡学。

姜，四剂渐愈。往视之，又与八珍加五味及十全大补汤痊愈。

大儿妇张氏，素怯弱，嘉靖癸卯四月生女，自乳中患疥疮，年余不愈，遂致羸困。甲辰五月，遭先母大故，以姑病勉强代执丧礼，旬月，每欲眩仆。一日感气，忽患心脾高肿作疼，手不可按，而呕吐不止，六脉微细之极。余以为脉虽虚而病形则实，误认诸痛不可补气，乃用青皮、香附、吴萸等药而愈；继复患疟且堕胎，又投理气行血之药，病去，元气转脱，再投参芪补剂不应矣。六脉如丝欲绝，思非附子不能救，非立翁莫能投。迎翁至诊，云：皆理气之剂损真之误也。连投参、芪、归、术、附子、姜、桂六剂，间用八味丸，五日眠食渐甘，六脉全复。翁云：心脾疼痛时，即当服此等药，疟亦不作矣。姑妇皆翁再造，敢述奇功，附于此门之尾，以为初知药性者之戒。制生陈逊稽颡谨识。

保　产

妊娠欲产之时，但觉腹内转动，即当正身仰卧，待儿转身向下时①作痛，试捏产母手中指中节，或本节跳动，方与临盆，即产矣。若初觉不仰卧，以待转胞，或未产而水频下，此胞衣已破，血水先干，必有逆生难产之患。若

---

① 下时：此二字原残，据崇祯本补。

横生者，儿先露手臂，令母正卧，以手徐推儿臂下体，令其正直，复以中指摩其肩，勿令脐带攀系即生。逆生者，儿先露足，令母正卧，以手徐推其足，仍推儿转正即生。偏生者，儿头偏在一边，亦照前法，徐正其头即生。或见头后骨偏在谷道傍，徐推近上即生。碍产者，儿头虽正，但不能下，盖因胎转脐带攀肩所致，用中指按儿两肩，理脱脐带即生。坐产者，儿将欲生，其母疲倦，久坐椅褥，抵其生路，急用巾带高悬，令母以手攀之，轻轻屈足良久，儿顺即生。盘肠生者，临产母肠先出，此难于收上，以蓖麻子四十九粒，研烂涂产母头顶，待肠收上，急洗去。设或为风吹干不能收者，以磨刀水少许，温热拭润其肠，再用磁石煎汤服之，即收上。磁石须阴阳家用有验者。俗以水噀①母面背，惊而肠亦收之。盖惊则气散，恐反致他症，戒之。若胎衣破而不得分娩者，用保生无忧散，以固其血，自然生息。如血已耗损，用八珍汤料一斤，益母草半斤，水数碗，煎熟，不时饮之，亦有得生者。凡孕妇只腹痛，未产也；若连腰痛甚者，将产也。盖肾候于腰，胞系于肾故也。华陀治横逆产难，用蛇蜕二条，蝉壳二十八个，胎发二丸，各烧灰，每服二钱，酒调，连进二服，即卧片时，儿即顺生。如无此药，令产母仰面正卧，以小针刺儿手脚心三五次，用盐涂之，手脚即

---

① 噀（xùn 讯）：含在口中而喷出。

缩上，待身转顺而生。若以蜀葵子四十九粒，白滑石三钱，顺流水煎服即顺生。或用好京墨浓磨服之，墨水裹儿即下。或败笔头一个，煅过，以藕节自然汁，温酒和下。或紫苏叶、当归各三钱，长流水煎服即下。凡孕家宜预请稳婆，有仁心识见者，当施恩惠以结其心，先与说知，倘有生息不顺，只说未产，或遇双胎，只说胎衣未下，恐惊则气散，愈难生息。余家亲验之，大抵难产多患于郁闷安佚①富贵之家。治法虽云胎前清气，产后补血，不可专执。若脾胃不实，气血不充，宜预调补，不然临产必有患难。如因难产，或大寒时，急以大油纸捻，徐徐烧断其脐带。虽儿已死，令暖气入腹，多得复生，切不可用刀断之。

治验

荆妇孟冬分娩艰难，产子已死，元气劳伤，用油纸捻烧断脐带，取其阳气以补之，俄间儿啼作声，即鹄儿也。若以刀物如常断之，其母亦难保生。此儿嗣后一二岁间，并无伤食作泻之症，可见前法之功。其稳婆又喜平日常施少惠，得其用心，能安慰母怀，故无虞耳。此稳婆云：止有一女分娩，时适当巡街侍御行牌取我，视其室分娩，女为此惊吓，未产而死。后见侍御更以威颜分付，迨视产母，胎虽顺而头偏在一边，若以手入推正，可保顺生，因畏其威，不敢施手。但回禀云，此是天生天化，非人力所

---

① 安佚：安乐舒适。佚，乐也。

能立，俟①其母子俱死。

子死腹中

夫子死腹中者，多因惊动太早，或触犯禁，或抱腰太重，或频探试水，胞衣先破，血水先尽而胎干涸故耳。其候产母唇舌皆黑者，子母俱死。若舌黑或胀闷甚者，然其子已死矣。先以平胃散一两，酒水各半煎，却投朴硝半两 _{即热皮硝服}，或用硝一两，以童便调下亦妙。

治验

一稳婆之女，勤苦负重，妊娠腹中阴冷重坠，口中甚秽，余意其胎必死，令视其舌，果青黑，与朴硝半两许服之，随下秽水而安。

一妇人胎死，服朴硝而下秽水，肢体倦怠，气息奄奄，用四君为主，佐以四物、姜、桂，调补而愈。

胎衣不出

有因恶露入衣，胀而不能出；有因元气亏损，而不能送出。其恶露流衣中者，腹中胀痛，用夺命丹或失笑散以消瘀血，缓则不救。其元气不能送者，腹中不胀痛，用保生无忧散以补固元气，或用蓖麻子肉一两细研成膏，涂母右脚心，衣下即洗去，缓则肠亦出，如肠不上，仍用此膏

---

① 俟（sì 四）：等待。

涂脑顶，则肠自入，益母丸亦效。《宝庆方》①：胎衣未下，若欲断脐带，先以少物系坠，然后断之，否则胞上掩心而死。

治验

家人妇胞衣不出，胸腹胀痛，手不敢近。此瘀血为患，用热酒下失笑散一剂，恶露胎衣即并下。

一产妇胎衣不出，腹不胀痛，手按之痛稍缓。此是气虚而不能送出，用无忧散而下。前症余询诸稳婆，云宜服益母草丸或就以产妇头发入口作呕，胎衣自出，其不出者必死，授与前法甚效。

交骨不开　阴门不闭　子宫不收

三者皆元气不足，观诸治验可见。其交骨不开者，用芎归汤加发灰、龟板补而开之；阴门不闭者，用十全大补加五味子补而敛之；子宫不收者，补中益气加醋炒芍药、半夏补而举之，或助以外治之法。

治验

地官②李孟卿，娶三十五岁稚女为继室，妊娠，虑其难产，与加味芎归汤四剂备用。果产门不开，服之顿然分娩。

---

① 宝庆方：即《产育宝庆集方》，产科著作，原撰者不详。
② 地官：古代官名，《周礼》分设天、地、春、夏、秋、冬六官。后世沿而为吏部、户部、礼部、兵部、刑部、工部。地官即户部官员。

西宾费怀德之室，下血甚多，产门不开，两日未生，服前药一剂，即时而产，已后育胎，并无此症。怀德传与服者，无有不效。

一妇人分娩最易，至四十妊娠，下血甚多，产门不开，亦与前汤一剂，又用无忧散斤许一剂煎熟，时时饮之，以助其血而产。

一产妇阴门不闭，发热恶寒，用十全大补加五味子数剂，而寒热悉退，又用补中益气加五味子，数剂而敛。若初产肿胀，或焮痛而不闭者，当用加味逍遥散。若肿既消而不闭者，当用补中益气汤，切忌寒凉之剂。

一妇人脾胃素弱，兼有肝火，产后阴门肿痛，寒热作渴，呕吐不食，敷大黄等药，服驱利之剂，肿及于臀，虚症蜂起。此真气虚而作，先用六君子以固脾胃，乃以补中益气汤升举，不数剂而消。

一产妇失治，肿溃不已，形体消瘦，饮食不思，朝寒暮热，自汗盗汗半年矣。用补中益气加茯苓、半夏以健脾胃，脓水渐少，饮食渐进，用归脾汤以解脾郁，共五十余剂，元气复而疮亦愈矣。

一产妇阴门不闭，小便淋沥，腹内一物攻动胁下，或胀或痛，用加味逍遥散加车前子而愈。

一妇人子宫肿大，二日方入，损落一片，殊类猪肝，已而面黄体倦，饮食无味，内热晡热，自汗盗汗，用十全大补汤二十余剂，诸症悉愈，仍复生育。血滞成痈，方见后。

产后腹痛

产后小腹作痛，俗名儿枕块，用失笑散行散之。若恶露既去而仍痛，用四神散调补之；若不应，用八珍汤。若痛而恶心，或欲作呕，用六君子汤。若痛而泄泻，用六君子汤送四神丸。若泄泻痛而或后重，用补中益气汤送四神丸。若胸膈饱胀，或恶食吞酸，或腹痛手不可按，此是饮食所致，当用二陈加白术、山楂以消导。若食既消而仍痛，或按之不痛，或更加头痛，烦热作渴，恶寒欲呕等症，此是中气被伤，宜补脾胃为主。若发热腹痛，按之痛甚，不恶食，不吞酸，此是瘀血停滞，用失笑散以消之。若止是发热头痛，或兼腹痛，按之却不痛，此是血虚，用四物加炮姜、参、术以补之。《病机机要》云：胎产之病，从厥阴经论之，无犯胃气及上二焦，为之三禁，不可汗，不可下，不可利小便。发汗者同伤寒下早之症，利大便则脉数而已动于脾，利小便则内亡津液，胃中枯燥。制药之法，能不犯三禁，则荣卫自和，而寒热止矣。如发渴用白虎，气弱用黄芪，血刺痛则用当归，腹中痛则加芍药，宜详察脉症而用之。丹溪先生云：产后当大补气血为先，虽有杂症，从末治之，一切病多是血虚，皆不可发表。

治验

一产妇腹痛发热，气口脉大，余以为饮食停滞，不信，乃破血补虚，反寒热头痛，呕吐涎沫，又用降火化痰理气，四肢逆冷，泄泻下坠，始信。谓余曰：何也？余曰：此脾胃虚之变症也，法当温补。遂用六君加炮姜二钱，肉桂、木香一钱，四剂诸症悉退，再用补中益气之剂，元气悉复。

一妇人产后，腹痛后重，去痢无度，形体倦怠，饮食不甘，怀抱久郁，患茧唇①，寐而盗汗如雨，竟夜不敢寐，神思消烁。余曰：气血虚而有热。用当归大黄汤，内黄芩、连、柏炒黑，一剂汗顿止，再剂全止，乃用归脾汤、八珍散兼服，元气渐复而愈。

一产妇小腹作痛，服行气破血之药不效，其脉洪数。此瘀血内溃为脓也，以瓜子仁汤，二剂痛止，更以太乙膏，下脓而愈。产后多有此病，纵非痈患，用之更效。

一产妇小腹疼痛，小便不利，用薏苡仁汤，二剂痛止，更以四物加桃仁、红花下瘀血而愈。大抵此症皆因荣卫不调或瘀血停滞所致，若脉洪数，已有脓②；脉但数，微有脓；脉迟紧，乃瘀血，下之即愈。若腹胀大，转侧作水声，或脓从脐出，或从大便出，宜用蜡矾丸、太乙膏及托里药。

一产妇小腹作痛有块，脉芤而涩，以四物加玄胡索、红花、桃仁、牛膝、木香，治之而愈。

---

① 茧唇：病名，生于唇部的顽症，其唇肿硬如蚕茧，故名。
② 脓：原作"浓"，据崇祯本及下文改。

一妇人产后小腹患痛，服瓜子仁汤下瘀血而瘳。凡瘀血停滞，宜急治之，缓则腐化为脓，最难治疗。若流注关节，则患骨疽，失治多为败症。

一妇人因经水多，服涩药止之，致腹作痛，以失笑散二服而瘳①。

产后血晕并失血

产后元气亏损，恶露乘虚上攻，眼花头晕，或心下满闷，神昏口噤，或痰壅盛者，急用失笑散主之。若血下多而晕，或神昏烦乱者，大剂芎归汤补之，或芸薹子散，或童子小便，有痰加二陈汤。若因劳心力而致者，宜补中益气加香附。若因气血虚极，不省人事，用清魂散，继以芎归汤及大补气血之剂。凡产，可预烧秤锤令赤，以器盛之，急至床前以醋沃②之，或以醋涂口鼻，闻之即醒。或用破旧漆器，或干漆，烧烟熏之；或用半夏末冷水和丸入鼻孔中，并无前患。丹溪先生云：血晕因气血俱虚，痰火泛上，宜以二陈导痰，或加减朱砂安神丸以麦门冬汤下亦可。大凡产后口眼㖞斜等症，当大补气血为主，而兼以治痰。若脾胃虚而不能固者，用六君子汤；至五七个月，宜服安胎饮；至八九个月，再加大腹皮、黄杨脑③；如临产

① 瘳（chōu抽）：病愈。
② 沃：浇。
③ 黄杨脑：黄杨木的嫩叶。《本草纲目》："治妇人产难。"

女科撮要

六二

时，更宜服保生无忧散，庶无前患。

治验

一产妇月余矣，因怒两胁胀痛，忽吐血甚多，发热恶寒，胸腹胀满，用八珍加柴胡、丹皮、炮姜而安，却用十全大补，仍加炮姜而愈。前症因脾肺气血亏损，而胸腹虚痞，虽投大补，若非姜、桂辛温助其脾肺以行药势，亦无以施其功而反助其胀耳。

家人妇产后，小腹作痛，忽牙关紧急，进以失笑散，良久而苏，又用四物加炮姜、白术、陈皮而愈。

一产妇筋挛臂软，肌肉瞤动，此气血俱虚，用十全大补汤而愈。

一产妇两手麻木，服愈风丹、天麻丸，遍身皆麻，神思倦怠，晡热作渴，自汗盗汗。此气血俱虚也，用十全大补加炮姜数剂，诸症悉退，却去炮姜，又数剂而愈。但内热，此血虚也，用逍遥散而痊。

产后发痉

产后发痉，因去血过多，元气亏极，或外邪相搏，其形牙关紧急，四肢劲强，或腰背反张，肢体抽搐。若有汗而不恶寒者，曰柔痉；若无汗而恶寒者，曰刚痉。然产后患之，实由亡血过多，筋无所养而致。故伤寒汗下过多、溃疡脓血大泄多患之，乃败症也。若大补血气，多保无虞；若攻风邪，死无疑矣。

治验

一产妇牙关紧急，腰背反张，四肢抽搐，两目连劄。余以为去血过多，元气亏损，阴火炽盛，用十全大补加炮姜，一剂而苏，又数剂而安。

余在吴江史万湖第，将入更时，闻喧嚷，云某家人妇忽仆，牙关紧急，已死矣。询云是新产妇出直厨①，余意其劳伤血气而发痉也，急用十全大补加附子煎滚，令人推正其身，一人以手夹正其面，却宊②开其口，将药灌之，不咽，药已冷，令侧其面出之，仍正其面，复灌以热药，又冷又灌，如此五次方咽下，随灌以热③药，遂苏。

产后便血

产后便血，或饮食起居，或六淫七情，以致元气亏损，阳络外伤。治法：若因膏粱积热，用加味清胃散；若因醇酒湿毒，葛花解醒汤；若因怒动肝火，六君加柴、芍、芎、归；若因郁结伤脾，加味归脾汤；若因思虑伤心，妙香散；若因大肠风热，四物加侧柏、荆、防、枳壳、槐花；若因大肠血热，四物加芩、连；若因肠胃虚弱，六君加升麻、柴胡；若因肠胃虚寒，六君加肉蔻、木香；若因元气下陷，补中益气加茯苓、半夏；若因气虚，

---

① 直厨：直，担任担当。此指担当厨房工作。
② 宊（wā 挖）：同"挖"。
③ 热：原作"熟"，据上文文义改，形似而误。

用六君、升麻；若因血虚，用四物；气血俱虚，用八珍，俱加柴胡、升麻。大凡病久，或元气虚弱，见病百端，皆因脾胃亏损，内真寒而外假热，但用六君子或补中益气加炮姜温补脾气，诸症悉退。若四肢畏冷，属阳气虚寒，急加附子。病因多端，当临症制宜，庶无误矣。

治验

一产妇粪后下血，诸药不应，饮食少思，肢体倦怠，此中气虚弱，用补中益气加茱炒黄连五分，四剂顿止，但怔忡少寐，盗汗未止，用归脾汤治之而痊。

一妇人但怒便血，寒热口苦，或胸胁胀痛，或小腹痞闷，此木乘土，用六君加山栀、柴胡而愈，用补中益气、加味逍遥二药，而不复作。

一妇人久下血在粪前，属脾胃虚寒，元气下陷，用补中益气加连炒吴茱一钱，数剂稍缓，乃加生吴茱五分，数剂而愈。

一妇人产后便血，口干饮汤，胸胁膨满，小腹闷坠，内热晡热，饮食不甘，体倦面黄，日晡则赤，洒淅恶寒，此脾肺气虚，先用六君加炮姜、木香，诸症渐愈，用补中益气将愈，用归脾汤痊愈。后饮食失节，劳役兼怒气，发热血崩，夜间热甚，谵语不绝，此热入血室，用加味小柴胡二剂而热退，用补中益气而血止，用逍遥散、归脾汤调理而康。

产后大便不通

产后大便不通，因去血过多，大肠干涸，或血虚火燥干涸，不可计其日期，饮食数多，用药通之润之，必待腹满觉胀，自欲去而不能者，乃结在直肠，宜用猪胆汁润之。若服苦寒药润通，反伤中焦元气，或愈加难通，或通而泻不能止，必成败症。若属血虚火燥，用加味逍遥散；气血俱虚，八珍汤。慎不可用麻子、杏仁、枳壳之类。

治验

一产妇大便不通七日矣，饮食如常，腹中如故。余曰：饮食所入，虽倍常数，腹不满胀。用八珍加桃杏二仁，至二十一日，腹满，欲去，用猪胆汁润之，先去干粪五七块，后皆常粪而安。

一产妇大便八日不通，用通利之药，中脘作痛，饮食甚少，或云通则不痛，痛则不通，乃用蜜导之，大便不禁，吃逆①不食。余曰：此脾肾复伤。用六君加吴茱、肉果、骨脂、五味数剂，喜其年壮，不然多致不起。

产后寒热

产后寒热，因气血虚弱，或脾胃亏损，乃不足之症。经云：阴虚则发热，阳虚则恶寒。若兼大便不通，尤属气

---

① 吃逆：即呃逆。

血虚弱，切不可用发表降火。若寸口脉微，名阳气不足，阴气上入于阳中则恶寒，用补中益气汤。尺部脉弱，名阴气不足，阳气下陷于阴中则发热，用六味地黄丸。大抵阴不足，阳往从之，则阳内陷而发热；阳不足，阴往从之，则阴上入而恶寒。此阴阳不归其分，以致寒热交争，故恶寒而发热也，当用八珍汤。若病后四肢发热，或形气倦怠，此元气未复，湿热乘之故耳，宜补中益气汤。若肌热大渴引饮，目赤面红，此血虚发热，用当归补血汤，若认为寒则误矣。

治验

一产妇恶寒发热，用十全大补加炮姜治之而愈。但饮食不甘，肢体倦怠，用补中益气而安。又饮食后犯怒，恶寒发热，抽搐咬牙，难候其脉，视其面色，青中隐黄，欲按其腹，以手护之，此肝木侮脾土，饮食停滞而作，用六君加木香，一剂而安。

一产妇恶寒发热，余欲用八珍加炮姜治之，其家知医，以为风寒，用小柴胡汤。余曰：寒热不时，乃气血虚。不信，仍服一剂，汗出不止，谵语不绝，烦热作渴，肢体抽搐。余用十全大补，二剂益甚，脉洪大，重按如无，仍以前汤加附子，四剂稍缓，数剂而安。

产后咳嗽

产后咳嗽，或因阴血耗损，或因肺气亏伤，或阴火上炎，或风寒所感。主治之法：若阴血虚者，用芎、归、熟地、参、术；肺气伤者，用四君、芎、归、桔梗；阴火上炎者，六味地黄加参、术；风寒所感者，补中益气加桔梗、紫苏；若瘀血入肺发喘，急用二味参苏饮，多有得生者；若兼口鼻起黑，或鼻出血，急用前散，亦有得生者。然而，所患悉因胃气不足，盖胃为五脏之根本，人身之根蒂，胃气一虚，五脏失所，百病生焉。但患者多谓腠理不密所致，殊不知肺属辛金，生于己土，亦因土虚不能生金，而腠理不密，外邪所感。其阴火上炎，亦壮土金生肾水以制火为善。若径治其病，则误矣。

治验

一产妇咳嗽声重，鼻塞流涕，此风寒所感，用参苏饮一钟，顿愈六七，乃与补中益气加桔梗、茯苓、半夏，一剂而痊，又与六君加黄芪，以实其腠理而安。

一产妇朝吐痰，夕发热，兼之无寐，泥用清痰降火，肌体日瘦，饮食日少，前症愈甚。余曰：早间吐痰，脾气虚也；夜间发热，肝血虚也；昼夜无寐，脾血耗也。遂用六君子汤、加味逍遥散、加味归脾汤以次调补，不月而痊。

一产妇咳嗽痰盛，面赤口干，内热晡热，彻作无时。此阴火上炎，当补脾肾，遂用补中益气汤、六味地黄丸而愈。

一产妇咳而腹满不食，涕唾，面肿气逆，此病在胃，关于肺，与异功散而愈。

时疫堕胎咳嗽见小产。

产后疟疾

产后疟疾，因脾胃虚弱，饮食停滞，或因外邪所感，或郁怒伤脾，或暑邪所伏。审系饮食，用六君加桔梗、苍术、藿香；如外邪多而饮食少，用藿香正气散；如外邪少而饮食多，用人参养胃汤；饮食劳役，用补中益气汤；气血虚弱，用十全大补加炮姜，虚寒用六君加姜、桂；元气脱陷，急加附子。大凡久疟，多属元气虚寒，盖气虚则寒，血虚则热，胃虚则恶寒，阴火下流则寒热交作，或吐泻不食，腹痛烦渴，发热谵语，或手足逆冷，寒战如栗，虽见百症，当峻温补，其病自退，若误用清脾、截疟之类，多致不起。

治验

一产妇患疟，发热作渴，胸膈胀满，遍身作痛，三日不食，咽酸嗳气，此是饮食所伤，脾胃不能消化，用六君加神曲、山楂，四剂而不作酸，乃去神曲、山楂，又数剂而饮食进，其大便不通，至三十五日，计进饮食七十余碗，腹始闷，令用猪胆汁导而通之，其粪且不甚燥。

一产妇患疟，久不愈，百病蜂起，其脉或洪大，或微细，或弦紧，或沉伏，难以名状，用六君加炮姜二十余剂，脉症稍得，又用参、术煎膏，佐以归脾汤，百余剂而瘥。

一产妇朝寒暮热，或不时寒热，久不愈，用六君子、补中益气兼服，百余剂而寻愈。

产后疟疾心脾痛见小产。

产后泻痢 二症治同，兼呕吐

产后泻痢，或因饮食伤损脾土，或脾土虚不能消食，当审而治之。若米食所伤，用六君加谷蘗；若面食所伤，用六君加麦蘗；若肉食所伤，用六君加山楂、神曲。凡兼呕吐，皆加藿香；若兼咽酸或呕吐，用前药送越鞠丸。若肝木来侮脾土，用六君加柴胡、炮姜；若寒水反来侮土，用钱氏益黄散；若久泻，或元气下陷，兼补中益气汤以升发阳气；若泻痢色黄，乃脾土真气，宜加木香、肉果；若属脾土虚寒，当用六君加木香、姜、桂；若脾肾虚寒，用补中益气及四神丸；若属命门火衰而脾土虚寒，用八味丸以补土母；若小便涩滞，肢体渐肿，或兼喘咳，用金匮肾气丸以补脾肾，利水道；若胃气虚弱而四肢浮肿，治须补胃为主；若久而不愈，或非饮食所伤而致，乃属肾气亏损。盖胞胎主于任而系于肾，况九月、十月乃肾与膀胱所养，必用四神、六味、八味三药以补肾，若用分利导水之剂，是虚其虚也。

治验

一产妇泻痢，发热作渴，吐痰甚多，肌体消瘦，饮食少思，或胸膈痞满，或小腹胀坠，年余矣。余以为脾肾泻，朝用二神丸，夕用六君子汤，三月余而痊。

一妇人产后泄泻，兼呕吐咽酸，面目浮肿，此脾气虚寒，先用六君加炮姜为主，佐以越鞠丸而咽酸愈，又用补中益气加茯苓、半夏而脾胃康。

一产妇泻痢年余，形体骨立，内热晡热，自汗盗汗，口舌糜烂，日吐痰三碗许，脉洪大，重按全无，此命门火衰，脾土虚寒而假热，然痰者乃脾虚不能统摄归原也，用八味丸补火以生土，用补中益气汤兼补肺金而脾胃健。

一产妇腹痛后重，去痢无度，形体倦怠，饮食不进，与死为邻，此脾肾俱虚，用四神丸、十全大补汤而愈，但饮食难化，肢体倦怠，用补益汤调理而康。

一妇人五月患痢，日夜无度，小腹坠痛，发热恶寒，用六君子汤送香连丸，二服渐愈，仍以前汤送四神丸，四服痊愈。至七月终，怠惰嗜卧，四肢不收，体重节痛，口舌干燥，饮食无味，大便不实，小便频数，洒淅恶寒，凄惨不乐，此肺之脾胃虚而阳气寒不伸也，用升阳益胃汤而痊。

附方并注

加味逍遥散　治血虚有热，遍身瘙痒，或口燥咽干，发热盗汗，食少嗜卧，小便涩滞等症。

甘草炙　当归炒　芍药酒炒　茯苓　白术炒　柴胡各一

钱　牡丹皮　山栀炒。各五分

上，水煎服。

逍遥散

即前方去丹皮、山栀。

归脾汤　治脾经失血，少寐，发热盗汗；或思虑伤脾，不能摄血妄行；或健忘怔忡，惊悸不寐；或心脾伤痛，怠惰嗜卧，饮食不思。

人参　白术　白茯苓　黄芪炒　当归　龙眼肉　远志酸枣仁炒。各一钱　木香五分　甘草炙，五分

上，姜枣水煎服。

加味归脾汤

即前方加柴胡、山栀。

补中益气汤　治元气不足，四肢倦怠，口干发热，饮食无味，或饮食失节，劳倦身热，脉洪大而无力，或头痛发热，或恶寒自汗，或气高而喘，身热而烦。

黄芪炙，一钱五分　甘草炙　人参　当归酒拌　白术炒。各一钱　升麻　柴胡各三分　陈皮一钱

上，姜枣水煎服。

六君子汤

即异功①散加半夏。

十全大补汤　治诸脏亏损，气血俱虚，恶寒发热；或

---

① 功：原作"攻"，据崇祯本、清东溪堂刻本改。

自汗盗汗，便血吐血；或大便不实，饮食少思；或胸腹作痛，口舌生疮；或耳目不明，牙齿不固。

人参　白术　白茯苓　黄芪　当归　熟地黄酒洗，蒸，焙　川芎　白芍药炒。各一钱　肉桂　甘草炙，五分

上，姜枣水煎服。

八珍汤　治脾胃亏损，气血俱虚，乃内伤之症。盖人之生，以脾胃为主，脾胃一虚，诸脏失所，百病生焉。

即前方大补汤，去黄芪、肉桂。

当归补血汤　治肌热躁热，目赤面红，烦渴引饮，昼夜不息，脉洪大而虚，重按全无，此脉虚血虚也，若误服白虎汤必死。

当归三钱　黄芪炙，一两

上，水煎服。

清胃散　治胃经湿热，牙齿或牙根肿痛，或牵引头脑，或面发热。

当归身酒拌，一钱　黄连　生地黄酒拌　升麻各二钱　牡丹皮一钱五分

上，水煎服。

加味清胃散　治脾胃有热，口内生疮，或齿作痛，或龈腐烂。

即前方加犀角、连翘、甘草。

小柴胡汤　治肝胆经症，寒热往来，或晡热潮热，不

欲饮食；或口苦耳聋，咳嗽发热，或胁痛胠^①满，转侧不便；或泻痢咳嗽，呕吐酸水。

柴胡二钱　黄芩一钱五分　半夏一钱　人参一钱　甘草炙，五分

上，姜枣水煎服。

加味小柴胡汤　治妇女经行，感冒发热，热入血室，寒热如疟，昼则安静，夜则发热妄语；或素血虚，大劳大怒火动，热入血室，亦能致此。

即前方加生地黄。

当归六黄汤　治气血虚而发热、盗汗等症。

当归二钱　黄芪炒　生地黄　熟地黄各一钱　黄连炒焦　黄芩炒焦　黄柏炒焦。各五分

上，水煎服。

黄芩清肺饮　治肺热而小便不利。

黄芩　山栀各一钱

上，水煎服。不利，加盐豉二十粒。

六味丸一名地黄丸，加肉桂一两名加减八味丸　治肾虚发热，作渴唾痰，小便淋沥，头晕眼花，咽燥唇裂，齿不坚固，腰腿酸软，自汗盗汗，便血诸血，失喑，水泛为痰之圣药，血虚发热之神剂。

熟地黄八两，杵膏　山茱萸肉　干山药各四两　牡丹皮

---

① 胠（qū屈）：腋下胁上的部位。

白茯苓　泽泻各三两

上，各另为末，和地黄加炼蜜，丸桐子大，每服七八十丸，空心食前白滚汤下。地黄须自制。

八味丸　治命门火衰不能生土，以致脾胃虚寒，饮食少思，或脐腹疼痛，或多溲溺。

即前方加桂、附各一两。

加减八味丸　即六味丸加肉桂一两。

加减济生肾气丸　治脾肾虚，腰重脚肿，湿饮留积，小便不利；或肚腹肿胀，四肢浮肿，气喘痰甚；或已成水症，其效如神。

白茯苓三两　附子半两　川牛膝　桂　泽泻　车前子　山茱萸　山药　牡丹皮各一两　熟地黄四两，捣碎，酒拌，杵膏

上为末，和地黄膏，加炼蜜，丸桐子大，每服七八十丸，空心米饮下。

四物二连汤　治血虚①发热，或口舌生疮，或昼安夜热。

当归　川芎②　芍药　熟地黄　胡黄连　宣黄连各一钱

上作一剂，水煎服。

白虎汤　治胃热作渴，暑热尤效。

知母一钱五分　石膏四钱　粳米一合

---

① 虚：原字残，据崇祯本、清东溪堂刻本改。
② 芎：原字残，据崇祯本改。

上作一剂，水煎服。

钱氏益黄散　治脾土虚寒，寒水反来侮土，而呕吐不食，或肚腹作痛，或大便不实，手足逆冷等症。

陈皮一两　青皮　诃子肉　甘草炙　丁香二钱

上为粗末，每服四钱，水煎服。

二神丸　治脾肾虚弱，侵晨五更作泻，或全不思食，或食而不化，大便不实，神效。

破故纸四两，炒　肉豆蔻二两，生用

上为末，用大红枣四十九枚，生姜四两，切碎，同枣用水煮熟，去姜取枣肉和药，丸桐子大，每服五十丸，空心盐汤下。

人参理中汤　治脾胃虚寒，呕吐泄泻，饮食少思，肚腹膨胀。

人参　白术　干姜炮　甘草炙。各一钱

上，姜枣水煎服。

附子理中汤　治脾胃虚寒，手足俱冷，饮食不入，或肠鸣切痛，呕逆吐泻。

即前方加附子一钱。

四君子汤　治脾胃虚损，饮食少思，或大便不实，肢体消瘦，或胸膈虚痞，痰嗽吞酸，或脾胃虚弱停食而患疟痢，或疟痢因脾胃虚而不能愈。

人参　白术　茯苓各二钱　甘草炙，一钱

上，姜枣水煎服。

若因肝木克脾土而致，宜加柴胡、芍药；若命门火衰而患，宜兼八味丸。

异功散 即前汤加陈皮。治脾胃虚弱，饮食少思，或久患咳嗽，或腹满不食，面浮气逆等症。

人参橘皮汤 治脾胃虚弱，气滞恶阻，呕吐痰水。

人参 陈皮 白术 麦门去心。各一钱 甘草三分 厚朴制 白茯苓去皮。各五分

上用淡竹茹一块，姜水煎温服。

若因中脘停痰，宜用二陈、枳壳；若因饮食停滞，宜用六君子加枳壳；若因脾胃虚，宜用异功散。

竹叶汤 治妊娠心惊胆怯，烦闷不安，名曰子烦。

白茯苓 麦门 黄芩各三两

上每服四钱，竹叶五片，水煎服。

若因血虚烦热，宜兼用四物；若因中气虚弱，宜兼四君。

紫苏饮 治妊娠失调，胎气不安，上疠作痛，名子悬。

大腹皮 川芎 白芍 陈皮 苏叶 当归各一两 人参 甘草各半两

上，姜葱水煎服。

若肝脾气血虚而有火不安，宜兼逍遥散；若脾气虚弱而不安，宜用四君、芎、归。

胶艾汤 治妊娠顿仆，胎动不安，腰腹疼痛，或胎上抢，或去血腹痛。

胶一两，炙　艾叶数茎

上二味，以水五升，煮取二升，分三服。

阿胶散　或顿仆，或因毒药，胎动不安，或胁痛腹痛，上抢短气。

熟地黄　艾叶　白芍　川芎　黄芪　阿胶　当归　甘草炙。各一两

上，每服四钱，姜枣水煎。

枳壳汤　治胎漏下血，或因事下血。

枳壳炒　黄芩炙，半两　白术一两

上为末，每服一钱，白汤调下。

二黄散　治胎漏下血，或内热晡热，或头痛头晕，或烦躁作渴，或胁肋胀痛等症。

生地黄　熟地黄

上为末，每服三钱，煎白术、枳壳汤下。

前四症，若因脾胃虚弱，宜用补中益气汤加五味；若因脾胃虚陷，宜用前汤倍用升麻、柴胡；若因晡热内热，宜用逍遥散。

知母丸　治妊娠顿仆，胎动不安，或欲堕产。

用知母一味，炒，为末，丸梧桐子大，每服二十丸，白汤下或嚼咽之。

地黄当归汤　治血虚胎动。

当归一两　熟地黄二两

上，每服五钱，水煎。

若因脾胃弱而血虚者，宜用四君、芎、归；气血俱虚者，宜用八珍汤。

金生白术散　治妊娠面目虚浮，四肢肿如水气，名曰胎肿。

白术一两　生姜皮　大腹皮　陈皮　白茯苓各半两

上，各为末，每服二钱，米饮下。

若未应，佐以四君子汤。

天仙藤散　治妊娠自三月之后，足指发肿，渐至腿膝，饮食不甘，状似水气，或脚指间出黄水，名曰子气。

天仙藤洗，略炒　香附炒　陈皮　甘草　乌药各等分

上，每服三五钱，生姜、木瓜各三片，紫苏三叶，水煎，食前日进三服。

若因脾胃虚弱，宜兼六君子；中气下陷，须用补中益气汤。

安荣散　治妊娠小便涩少，遂成淋沥，名曰子淋。

麦门冬去心　通草　滑石各二钱　当归　灯心　甘草各五钱　人参　细辛各一两

上为末，每服二钱，煎麦门汤调下。

若因肺经蕴热，宜用黄芩清肺饮；若因膏粱浓味，宜用清胃散；若因肝经湿热，宜用加味逍遥散。

羚羊角散　治妊娠虚风，颈项强直，筋脉挛急，语言謇塞，痰涎不利，或时发搐，或不省人事，名曰子痫。

羚羊角镑　川独活　酸枣仁炒　五加皮各五钱　薏苡仁

防风　当归　川芎　茯神　杏仁各四分　木香　甘草各二分半

上，每服五钱①，姜水煎。

若因肝经风热或怒火所致，须用加味逍遥散。

安胎饮　治妊娠五七个月，用数服可保全产。

白术　人参　当归　川芎　熟地黄　白芍　陈皮　甘草　紫苏　炙黄芩各一钱

上，用姜水煎服。

若因中气虚弱，须用四君子加陈皮、紫苏。

若阴虚内热，宜用四物、黄芩、白术。

二陈汤　治妊娠失调，脾胃不和，呕吐痰涎，或饮食不思。

陈皮　茯苓各一钱五分　半夏一钱　甘草五分②

上，姜水煎服。

若因脾胃虚弱，用六君子。

若因气滞，用紫苏饮。

麦门冬汤　治妊娠失于调养，内热口干，或胎动不安。

麦门冬去心　防风　白茯苓各二钱　人参一钱

上作一剂，水煎服。

若血虚有热，用逍遥散。

---

① 钱：原脱，据崇祯本补。
② 五分：原字残，据崇祯本、清东溪堂刻本补。

气虚有热，用四君加黄芩、紫苏。

鲤鱼汤　治胸满腹胀，小便不通，遍身浮肿。

白术　茯苓　当归　芍药各三两

上细剉，用鲤鱼一头，煮取汁，每药四钱，入汁一盏半，姜七片，橘皮少许，煎服。

若脾胃虚，佐以四君子汤。

达生散　治妊娠八九月，服数剂，甚效。

大腹皮用黑豆汁洗晒，三钱　紫苏梗叶　人参　甘草炙　陈皮各五分

上水煎，入黄杨叶七茎，葱五叶，煎服。

春加川芎，夏加黄芩，冬根据正方，或有别症，以意消息加减。

保生无忧散　临产服之，补其血，顺其气，使易产。又治小产瘀血腹痛。

南木香　当归　川芎　白芍药　枳壳　乳香　血余即乱发，煅

上等分，每服二三钱，水煎，日二服。

若胞衣既破，其血已涸，或元气困惫，急用八珍汤斤许，水数碗，煎熟时饮救之，饮尽再制，亦有得生者。

芎归补中汤　治气血虚半产。

艾叶代姜　阿胶炒　川芎　五味子杵，炒　黄芪炙　当归　白术炒　芍药炒　人参　杜仲炒。各一钱

上，每服五钱，水煎服。

若脾气虚弱，须用补中益气汤。

若气虚而有火，宜用安胎饮。

人参黄芪汤　治小产气虚，血下不止。

人参　黄芪炒　当归　白术炒　白芍炒　艾叶各一钱

阿胶炒，二钱

上作一剂，水煎服。

芸薹散　治孕妇九窍出血，或作晕欲死。

芸薹子　当归焙。各一钱　芍药　官桂各半钱

上为末，每服三钱，以酒并童便各半盏调灌下，立瘥。或一味童便，温饮尤效。

前二症，若脾胃气虚不能统血，宜用四君、芎、归；中气下陷，补中益气汤；若血脱，须补气为主。

当归川芎汤　治小产后瘀血，心腹疼痛，或发热恶寒。

当归　川芎　熟地黄　白芍药炒　玄胡索炒　桃仁

红花　香附　青皮炒　泽兰　牡丹皮

上水煎，入童便、酒各小半盏服。

若以手按腹愈痛，此是瘀血为患，宜用此药或失笑散消之；若按之反不痛，此是血虚，宜用四物、参苓白术；若痛而作呕，此是胃虚，宜用六君子；若痛而作泻，此是脾虚，宜用六君子送二神丸。

四物汤　治产后及诸症血虚发热，或口舌生疮，或齿龈肿溃，或日晡发热。

当归　熟地黄各三两　芍药炒，三钱　川芎一钱半

上作一剂，水煎服。

若因气虚不能生血而患前症，宜补脾胃。

加味四物汤　即前方加白术、茯苓、柴胡、丹皮。

四神散　治产后血虚或瘀血腹痛。

当归二钱　川芎　芍药炒。各一钱　炮姜五分

上，水煎服。

当归散　治产后气血虚，恶露内停，憎寒发热，宜服此去之。

当归　白芍炒　川芎　黄芩各一两　白术五钱

上为细末，温童便调下二钱。

失笑散　治产后心腹绞痛欲死，或血迷心窍不知人事，及寻常腹内瘀血，积血作痛。

五灵脂　蒲黄俱炒，等分

上，每服三钱，酒煎热服。

若瘀血去多而元气虚损所致，宜用四君、芎、归、炮姜。

解语汤　治风客心脾，舌强不言。

附子炮　防风　天麻　酸枣仁炒。各一两

上每服二三钱，水煎服。

若因脾胃风热，用秦艽升麻汤。

抱胆丸　治心惊不语，或癫、痫等症。

水银二两　黑铅五钱　朱砂细研　乳香另研。各一两

上将铅入铫①，下水银成砂，次下朱砂、乳香，乘热用木槌研匀，丸鸡头大，每服一丸。

若因心气虚，用妙香散。

二母散　治产后恶露上攻，留于肺经，咳嗽喘促。

知母　贝母　白茯苓　人参　桃仁　杏仁并去皮、尖。各一两

上，每服五钱，姜水煎。

若瘀血既去而嗽仍作，宜补中气。

二味参苏饮　治产后瘀血入肺，咳嗽喘急。

人参一两　苏木二两

上作一剂，水煎服。

若既愈，而当用六君子以补脾胃；若口鼻黑气起，急用此药加附子五钱，亦有得生者。

清魂散　治产后元气虚，瘀血逆行作晕。

泽兰叶　人参各一两　荆芥穗四两　川芎二两　甘草炙，八钱

上为末，热汤温酒各半，调下二钱。

若因瘀血去多，宜四物加参苓白术；不应，血脱也，急补其气。

朱砂安神丸　治产后血晕、心神惊悸等症。

朱砂飞过，五钱　黄连酒洗，六钱　甘草炙，五分　生地黄一钱半　当归一钱五分

---

① 铫（diào 掉）：煮开水、熬东西用的器具。

上为末，饭糊为丸，每服十五丸。

若因中气虚，宜用四君、芎、归；兼思虑伤脾，须用归脾汤。

夺命丹　治瘀血入衣胞，胀满难下，急服此药，血即消，衣自下。

附子半两，炮　牡丹皮一两　干漆一两，碎之，炒令烟尽

上为细末，好醋一升，大黄末一两，同熬成膏，和药，丸如桐子大，温酒吞五七丸。

花蕊石散　治胎衣不下，其效如神，及打扑伤损，腹中瘀血，胀痛欲死，服之血化为水，其功不能尽述。

硫黄上色明净者，四两，捣细末　花蕊石一两，捣为细末

上二味相拌和匀，先用纸筋和盐泥固济瓦罐子一个，候泥干入药，再用泥封口，候干，安在四方砖上，虚书八卦五行字，用炭三十斤，周叠煅之，候冷取出，为细末。每服一钱，童便调下。

平胃散　治肠胃寒受湿、下血等症。

苍术　厚朴　陈皮　甘草炙

上，姜枣水煎服。

益母草丸　五月采，阴干，石器为末，炼蜜丸弹子大。临产以童便和温酒化下。

加味芎归汤　治分娩交骨不开，或五七日不下，垂死者。

川芎　当归各一两　生男女妇人发一握，烧灰存性　自死

龟壳一个，如无，占过者亦可，酥炙

上为末，每一两，水煎服，良久不问，生死胎自下。

芎归汤　治产后去血过多，晕烦不省，用川芎、当归二味等份，每剂半两，水煎服。若腹痛加桂；腹痛自汗，头眩少气，加羊肉。

若不应，用八珍汤。

七味白术散　治中气虚，口干或吐泻等症。

人参　白术　木香　白茯苓　甘草　藿香　干葛各一钱

上作一剂，水煎服。

选奇汤　治风热上壅，眉棱骨痛，或头目眩晕等症。

羌活　防风各二钱　甘草二钱，夏生、冬炒　酒芩冬去之，热甚用

上，每服三钱，水煎，时时饮之。

葛花解醒汤　治酒积，上下分消其湿。

白豆蔻　砂仁　葛花各五钱　木香五分　青皮三钱　陈皮　白茯苓　猪苓　人参各一钱半　白术　神曲炒　泽泻　生干姜各二钱

上为细末，每服五钱，白汤调下。

藿香正气散　治外感风寒，内停饮食，头痛寒热，或霍乱泄泻，或作疟疾。

桔梗　大腹皮　紫苏　茯苓　白芷　半夏曲　陈皮　白术　厚朴制。各一钱　甘草炙，五分　藿香一钱五分

上作一剂，姜枣水煎热服。

清燥汤　治元气虚，湿热乘之，遍身酸软，绝寒水生化之源，小便赤少，大便不调等症。

黄芪一钱五分　五味子九粒，杵，炒　黄连　神曲炒　猪苓　柴胡　炙甘草各二分　苍术　麦门冬　陈皮　白术　生地黄　泽泻各五分　白茯苓　人参　当归　升麻各三分　酒柏一分

上作一剂，水煎服。

人参养胃汤　治外感风①寒，内伤饮食，寒热头疼，或作疟疾。

半夏　厚朴制　橘红八分　藿香叶　草果　茯苓　人参五②分　甘草炙，三分　苍术一钱

上作一剂，姜七片，乌梅一个，水煎服。

大防风汤　治足三阴虚，患鹤膝风、历节痛风等症，不问或肿而不痛，或溃未敛。

附子炮，去皮脐，一钱　白术炒　羌活　人参各二钱　川芎一钱五分　防风二钱　甘草炙　牛膝酒浸。各一钱　黄芪炙，二钱　当归酒拌，二钱　白芍药炒，二钱　杜仲姜制，二钱　熟地黄生者自制

上作二剂，水煎服。

独活寄生汤　治鹤膝及历节痛风等症。

---

① 风：原字残，据崇祯本、清东溪堂刻本补。
② 五：原字残，据崇祯本补。

白茯苓　杜仲　当归酒洗　防风　白芍药　人参　细辛　桂心　熟地黄　牛膝　秦艽　芎䓖　桑寄生　甘草各二两　独活三两

上，每服一两，姜水煎。

羌活胜湿汤　治痛风，血虚肿痛，身重脉缓等症。

羌活　独活去芦，一钱　藁本　防风　川芎　甘草炙　蔓荆子各五分

上作一剂，姜水煎服。

附子八物汤　治历节作痛，发热作渴，饮食少思等症。

附子炮　干姜炮　芍药炒　茯苓　人参　甘草炙。各一钱半　肉桂一钱　白术二钱

上作一剂，水煎食前服。

四生散　治臁腿生疮，或癣疥等症。

白附子　黄芪　羌活　沙苑蒺藜

上，各等分为末，每服二钱，用猪腰子擘开入药，湿纸包裹煨熟，细嚼，盐汤下，风癣酒下。

妙香散　治心脾亏损，大便下血。又治心气不足，精神恍惚，少睡盗汗。

人参　桔梗　甘草各五钱　远志去心　山药姜汁炙　茯苓去皮　黄芪各一两　辰砂三钱　麝香一钱，另研　木香煨，二钱半　茯神一两

上为末，每服二钱，温酒调服。

漏芦散　治血风走注，作痛无定处。

漏芦　当归　牛膝各三分　桂心　地龙去土　防风　羌活　白芷　没药研　甜瓜子各半两　虎胫骨酥炙　败龟炙。各一两

上为细末，每服二钱，热酒调下。

义乌朱用中①

　　① 朱用中：明代义乌人。另：陈自明著、薛己校注的《校注妇人良方》
[明嘉靖二十六年（1547）刻本，该版本藏于首都图书馆，全7册]，24卷卷
首题为"妇人良方卷之二十四补遗"，"吴郡后学薛己著"，卷末注有"门人
俞应竹、侄勉学、卢胤贤、吴大宝、义乌朱用中、黄补校正"字样。据《保
德州志·选举第七》（乾隆本的道光四年补刻本）载："朱用中，嘉靖二十四
年贡，授陕西中部县训。"

校注后记

一、作者生平

薛己（约 1486—1558），字新甫，号立斋。江苏吴县（今江苏苏州市）人。其父薛铠，字良武，府学诸生，弘治中以明医征为太医院医士，著有《保婴撮要》八卷。薛己自幼继承家训，从其父学医，精研医术，对内、外、妇、儿、骨伤诸科，无不擅长，薛氏根据前人的经验及自己的潜心研究，自立一家之言，融东垣脾胃之说，重视先后二天的辨证，治疗用药擅长温补，对后世温补学派的产生与形成，起到了重要的推动作用。

薛氏著述大致有三类，第一类是他自己的著述，有《内科摘要》、《妇科撮要》、《过庭新录》（一名《保婴金镜录》）、《外科发挥》、《外科新法》、《外科枢要》、《正体类要》、《口齿类要》、《疬疡机要》、《外科经验方》。第二类是经薛氏校注和增补的著作，有陈自明的《妇人良方大全》《外科精要》，钱乙的《小儿药证直诀》，陈文中的《小儿痘疹方论》，王纶的《明医杂著》，倪维德的《原机启微》，薛铠的《保婴撮要》。薛氏校书，常附以己见和医案。如对《妇人大全良方》，增加候胎、疮疡两门，附有个人治验和方剂。第三类属校勘性质，有滑寿的《十四经发挥》，杜本的《敖氏伤寒金镜录》，徐用诚的《本草发挥》，陶华的《痈疽神秘验方》。其在专著中亦显示了外治与内治相结合这一特点，如内服益气养荣汤，外用木香饼熨妇人乳内结核，充分体现了他独特的学术思想。

二、内容概述

《女科撮要》全书分两卷，卷上论经、带、外科及杂病，多用温补法，而重视肝、脾、肾，五脏之中脾统血，肝藏血，肾藏精，精能生血，血能化精，精血同源，而互相资生，成为月经的物质基础。薛己强调妇女以血为本，调经重在肝、脾、肾。对月经不调的主要原因，提出了如下治则："盖血生于脾土，故云脾统血。凡血病当用苦甘之剂，以助其阳气而生阴血。""大凡肝脾血燥，四物为主；肝脾血弱，补中益气汤为主；肝脾郁结，归脾汤为主；肝经怒火，加味逍遥为主。"并善于运用各种外治法治疗妇科疾病。

卷下论胎产诸疾，薛己对胎前产后依然是强调脾肾双补，培脾乃益血之源，补肾为固胎之本。多用六味地黄丸滋补肾水"以制阳光"，用八味丸温补肾火"以消阴翳"。全书极具特色地体现了薛己内外治结合，注重温补的治疗特点。

三、版本调研

本书刊印后流行甚广，版本众多。其中收录本书的《家居医录》有明嘉靖二十七年戊申（1548）初刻本，后又有明嘉靖三十年辛亥（1551）刻本及此刻版清修补重印本；收录本书的《薛氏医案二十四种》有明万历刻本、明崇祯元年戊辰（1628）三径草堂蒋廉校朱明《薛氏医案十六种》刻本（简称"崇祯本"）、明陈长卿刻本、清嘉庆十四年己巳（1809）书业堂刻本、清光华堂刻本、清东溪堂刻本、清两仪堂刻本、清聚锦堂刻本、清裕元堂刻本、清养生堂刻本、清渔古山房刻本、清上海朱焕文书局石印本等；收录本书的《薛氏医案十六种》有明崇祯元年戊辰（1628）三径草堂朱明刻本、日本承应三年甲午（1654）武坦市兵卫刻本、清顺治十四年丁酉（1657）鹤州草堂刻本、清博古堂刻本、清代据明崇祯元年（1628）刻本复制本等。此外，《十竹斋袖珍本医书十三种》及《四库全书》亦收录有本书。

在我们实地的版本调研及校注研究过程中，我们将《女科撮要》各个版本进行了研究比较，《女科撮要》一书的版本流传主要分两个体系：①明嘉靖二十七年《家居医录》、明闵道政本和东溪堂本《薛氏医案二十四种》、朱焕文书局石印本《薛院判医书全集》及大成书局石印本《薛氏医案二十四种》。②明嘉靖三十八年《家居医录》本（《中国中医古籍总目》记录，然未见）、明崇祯刻本、日本承应三年本。

《家居医录》明嘉靖二十七年戊申（1548）初刻本：四周双边，单鱼尾，半页10行，行22字，板框尺寸17cm

×28cm，欧体，竹纸，义乌朱用中刻，此为最早版本，中国中医科学研究院图书馆有藏。

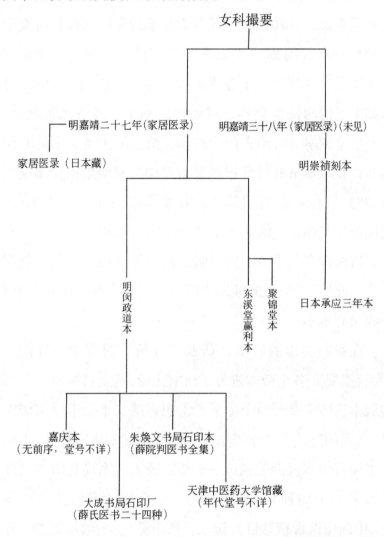

《女科撮要》版本流传图

明崇祯元年戊辰（1628）三径草堂蒋廉校朱明《薛氏医案十六种》刻本：四周单边，单鱼尾，半页9行，行19字仿宋体，竹纸，朱明刻，南京图书馆有藏。

日本承应三年甲午（1659）历二月日武屯市兵卫本：四周单边，单鱼尾，半页9行，行19字，板框尺寸13.9cm×19.5cm，字边有片假名。书根有"女科撮要全"五字，无序。浙江省图书馆有藏。

明闵政道刻本《女科撮要》：四周单边，单鱼尾，半页10行，行20字，白口，板框尺寸14cm×20cm。天津中医药大学图书馆、浙江中医药大学图书馆有藏。

清东溪堂刻本《薛氏医案二十四种》：上下单边，左右双边，单鱼尾，半页12行，行24字，板框尺寸13.8cm×19.6cm。上海中医药大学图书馆、上海图书馆有藏。

清嘉庆刻本《女科撮要》：四周单边，白口，单鱼尾，半页9行，行19字，板框尺寸21.2cm×13.9cm。吉林省图书馆有藏。

四、《女科撮要》的学术思想概要

1. 善于温补，重视脾肾

薛氏根据前人的经验及自己的潜心研究，自立一家之言，融东垣脾胃之说，重视先后二天的辨证，治疗用药倡导温补，对后世温补学派的产生与形成，起到了重要的推动作用。薛己对脾胃的认识渊源于《内经》，并深受李东垣《脾胃论》的影响。认为"胃为五脏本源，人身之根蒂"，人以脾胃为根本，脾胃为气血之本，容纳五谷，化为津液，营养五脏六腑，四肢百骸。故在妇科病的治疗上主张用甘温益中、培土补中法。如李东垣的补中益气汤就是经他提倡而用于妇产科疾病的，凡是经、带、胎、产四大类病证如属对证，均可应用。同时重视肾命的温煦作用，对于腰膝酸软、宫寒不孕、湿浊带淋等证，薛己治疗多用八味丸温补肾火"以消阴翳"。薛己强调治病求本，务滋化源，而脾胃与肾命皆为化源。《女科撮要·经候不调》记载："一妇人性沉静，勤于女工，善怒，小腹内结一块，或作痛，或痞闷，月经不调。恪服伐肝之剂，内热寒热，胸膈不利，饮食不甘，形体日瘦，牙龈蚀烂。此脾土不能生肺金，肺金不能生肾水，肾水不能生肝木。当滋化源，用补中益气、六味地黄，至仲春而愈。"足见薛己在妇科论治上具有脾肾并重、治病求本的特点。

2. 擅长外治与内治相结合

薛己精于外科，在其妇产科专著中亦显示了这一特点，如在书中对乳痈和乳岩的鉴别，《女科撮要·乳痈乳岩》云："妇人乳痈，属胆胃二腑热毒，气血壅滞。故初起肿痛，发于肌表，肉色焮赤，其人表热发热，或发寒热，或憎寒头痛，烦渴引冷……乳岩属肝脾二脏郁怒，气血亏损，故初起小核结于乳内，肉色如故。其人内热夜热，五心发热，肢体倦瘦，月经不调。"将二者特点交代得相当清楚，远远超越了前代医家。在治疗上，内外同治，如《女科撮要·乳痈乳岩》记载："一妇人右乳内结三核，年余不消，朝寒暮热，饮食不甘，此乳岩。以益气养荣汤百余剂，血气渐复，更以木香饼熨之，喜其谨疾年余而消。"体现了其内外同治的思想。薛氏对外科托法的应用得心应手，炉火纯青，对包括托法在内的外治法发展做出了卓越贡献。并善用各种外灸饼治疗疾病，如隔蒜灸、隔豉饼灸、隔附子饼灸、桑枝灸、香附饼灸、木香饼灸、明艾灸法等等。

3. 肝脾肾并重，调治月经

薛己强调妇女以血为本，调经重在肝、脾、肾。五脏之中脾统血，肝藏血，肾藏精，精能生血，血能化精，精血同源而互相资生，成为经血的物质基础。对月经不调的主要原因，薛己在《女科撮要·经候不调》中作了专门的分析："苟或七情内伤，六淫外侵，饮食失节，起居失宜，脾胃虚损则月经不调矣。若先期而至者，有因脾经血燥，有因脾经郁滞，有因肝经怒火，有因血分有热，有因劳役火动。其过期而至者，有因脾经血虚，有因肝经血少，有因气虚血弱。"《女科撮要·经漏不止》载一病案："一妇人面黄或赤，时觉腰间或脐下作痛，四肢困倦，烦热不安，其经若行，先发寒热，两胁如束，其血如崩，此脾胃亏损，元气下陷，与相火湿热所致，用补中益气汤加防风、芍药、炒黑黄柏，间以归脾汤，调补化源，血自归经矣。"可见薛己治疗月经病兼顾肝、脾、肾，尤以脾土为关键，以血为本。

4. 重视临床辨证论治

薛氏在妇产科疾病的成就，最显著的特点是引入辨证论治的原则，并将理法方药体系与之紧密地结合在了一起。如薛己调经，脾经血燥者，加味逍遥散；脾经郁滞者，归脾汤；肝经怒火者，加味小柴胡汤；血分有热者，加味四物汤；劳役火动者，补中益气汤；脾经血虚者，人参养荣汤；肝经血少者，六味地黄丸；气虚血弱者，八珍汤。另外，其辨证别具特色，直求其本。如《女科撮要·瘰疬》云："若初生如豆粒，附着于筋，肉色不变，内热口干，精神倦怠，久不消溃，乃肝脾亏损，用逍遥散、归脾汤、六味丸健脾土，培肝木，切不可轻用散坚追毒之剂。"该病一般会认为多为实证，或以为虚实夹杂，当用消法，或攻补兼实。薛氏认识却截然相反，认为："乃肝脾亏损，用逍遥散、归脾汤、六味丸健脾土，培肝木，切不可轻用散坚追毒之剂。"这都说明薛己在辨证论治上慧眼独具，对医学的造诣深厚。

5. 注重精神因素对疾病的影响

薛氏强调精神因素在妇产科疾病中的作用，尤其注重暴怒、忧郁及恐惧对妇女身心健康的影响。认为精神因素致病主要与肝、脾功能失调有关，他在《女科撮要·乳痈乳岩》中指出："妇人郁怒，亏损肝脾，治者审之。""大凡乳证，若因恚怒，宜疏肝清热。"《女科撮要·热入血室》记载："一妇人因怒，寒热头痛，谵言妄语，日晡至夜益甚，而经暴至。盖肝藏血，此怒动火，而血妄行。用加味逍遥散加生地治之，神思顿清，但食少体倦，月经未已，盖脾统血，此脾气虚不能摄，用补中益气治之，月经渐止。"这类病案，充分反映了薛己妇科论治重视情志调摄的临床特点。薛氏还认为孀妇、师尼、婢妾及高龄未嫁等人群，特别容易因沉思积虑或精神抑郁而发生各种妇科病，此乃因七情致气血损伤，不可用攻伐，以小柴胡汤或逍遥散加味治疗。

总 书 目

I

诊　法

针灸推拿

本　草

方　书

卫生编

袖珍方

仁术便览

古方汇精

圣济总录

众妙仙方

李氏医鉴

医方丛话

医方约说

医方便览

乾坤生意

悬袖便方

救急易方

程氏释方

集古良方

摄生总论

辨症良方

活人心法（朱权）

卫生家宝方

寿世简便集

医方大成论

医方考绳愆

鸡峰普济方

饲鹤亭集方

临症经验方

思济堂方书

济世碎金方

揣摩有得集

亟斋急应奇方

乾坤生意秘韫

简易普济良方

内外验方秘传

名方类证医书大全

新编南北经验医方大成

临证综合

医级

医悟

丹台玉案

玉机辨症

古今医诗

本草权度

弄丸心法

医林绳墨

医学碎金

医学粹精

医宗备要

医宗宝镜

医宗撮精

医经小学

医垒元戎

医家四要

证治要义

松厓医径

扁鹊心书

素仙简要

慎斋遗书

折肱漫录

丹溪心法附余